Kohlhammer

Die Autorinnen

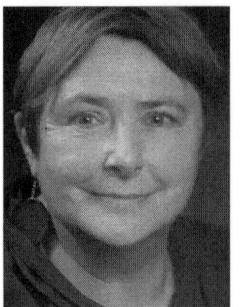

Monika Pigorsch, Dipl.-Sozialpäd., Gerontopsychiatrische Pflegefachkraft, ehem. Einrichtungsleiterin Caritashaus St. Elisabeth, Rommerskirchen, Freiberufliche Dozentin für Fortbildungen in der Altenpflege.

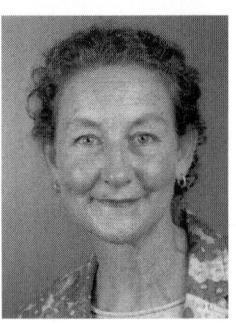

Sabine Söhnchen-Korn, Sozialarbeiterin (BA), exam. Altenpflegerin, Gerontopsychiatrische Pflegefachkraft, in der Seniorenberatung und Betreuung tätig.

Monika Pigorsch/
Sabine Söhnchen-Korn

Pflege und Betreuung Bettlägeriger

Aktivierung mit dem Strukturmodell

Verlag W. Kohlhammer

Wir danken Stefan Schmidt und Martin Pigorsch für ihre Unterstützung und Hilfe.

Die wunderschönen Zeichnungen, die unser Buch schmücken, verdanken wir Jeanette Wieters, wir danken ihr dafür ganz besonders.

Dieses Werk einschließlich aller seiner Teile ist urheberrechtlich geschützt. Jede Verwendung außerhalb der engen Grenzen des Urheberrechts ist ohne Zustimmung des Verlags unzulässig und strafbar. Das gilt insbesondere für Vervielfältigungen, Übersetzungen, Mikroverfilmungen und für die Einspeicherung und Verarbeitung in elektronischen Systemen.

Die Wiedergabe von Warenbezeichnungen, Handelsnamen und sonstigen Kennzeichen in diesem Buch berechtigt nicht zu der Annahme, dass diese von jedermann frei benutzt werden dürfen. Vielmehr kann es sich auch dann um eingetragene Warenzeichen oder sonstige geschützte Kennzeichen handeln, wenn sie nicht eigens als solche gekennzeichnet sind.

Es konnten nicht alle Rechtsinhaber von Abbildungen ermittelt werden. Sollte dem Verlag gegenüber der Nachweis der Rechtsinhaberschaft geführt werden, wird das branchenübliche Honorar nachträglich gezahlt.

Dieses Werk enthält Hinweise/Links zu externen Websites Dritter, auf deren Inhalt der Verlag keinen Einfluss hat und die der Haftung der jeweiligen Seitenanbieter oder -betreiber unterliegen. Zum Zeitpunkt der Verlinkung wurden die externen Websites auf mögliche Rechtsverstöße überprüft und dabei keine Rechtsverletzung festgestellt. Ohne konkrete Hinweise auf eine solche Rechtsverletzung ist eine permanente inhaltliche Kontrolle der verlinkten Seiten nicht zumutbar. Sollten jedoch Rechtsverletzungen bekannt werden, werden die betroffenen externen Links soweit möglich unverzüglich entfernt.

1. Auflage 2021

Alle Rechte vorbehalten
© W. Kohlhammer GmbH, Stuttgart
Gesamtherstellung: W. Kohlhammer GmbH, Stuttgart

Print:
ISBN 978-3-17-039367-7

E-Book-Formate:
pdf: ISBN 978-3-17-039368-4
epub: ISBN 978-3-17-039369-1
mobi: ISBN 978-3-17-039370-7

Inhaltsverzeichnis

1	Einleitung	9
2	Die Seele soll nicht vor den Beinen sterben	11
3	**Psychische Grundfunktionen**	13
	3.1 Bewusstsein	13
	3.2 Antrieb	14
	3.3 Affektivität	15
	3.4 Gedächtnis	16
	3.5 Denken	17
	3.6 Wahrnehmung	17
4	**Bedeutung von Bettlägerigkeit**	19
5	**Gestaltung des Lebensbereiches Bett**	21
6	**Pflege- und Betreuungskonzepte**	23
	6.1 Person-zentrierter Ansatz nach Tom Kitwood	23
	Definition	23
	Ziele	24
	Umsetzung	24
	6.2 Mäeutik	25
	Definition	25
	Ziele	25
	Umsetzung	25
	6.3 Psychobiografisches Pflegemodell nach Böhm	26
	Definition	26
	Ziele	26
	Umsetzung	26
	6.4 Selbsterhaltungstherapie nach Romero (SET)	27
	Definition	27
	Ziele	27
	Umsetzung	27
7	**Methoden**	29
	7.1 Biografiearbeit	29
	Definition	29
	Ziele	29

		Umsetzung	29
	7.2	Validation	30
		Definition	30
		Ziele	30
		Umsetzung	30
	7.3	Basale Stimulation	31
		Definition	31
		Ziele	31
		Umsetzung	32
	7.4	Rückschauarbeit nach Pigorsch, Kleeberg, Sohn	33
		Definition	33
		Ziele	33
		Umsetzung	33
	7.5	Snoezelen	34
		Definition	34
		Ziele	34
		Umsetzung	34
	7.6	24-Stunden-Realitätsorientierungstraining (ROT)	35
		Definition	35
		Ziele	35
		Umsetzung	35
	7.7	Milieutherapie	36
		Definition	36
		Ziele	37
		Umsetzung	37
8	ABEDLs® nach Monika Krohwinkel		38
9	Das Strukturmodell		40
10	Praktische Übungen		42
	Übung 1:	Kindheit und Spielen erinnern	42
	Übung 2:	Was ich mag und was nicht	43
	Übung 3:	Erzählen wir uns eine Geschichte mit R…	44
	Übung 4:	Geräuschen lauschen, zuordnen, darüber sprechen, genießen	45
	Übung 5:	Redewendungen/Sprichwörter erinnern, ergänzen, darüber sprechen	45
	Übung 6:	Gegenstände ertasten, raten, Spaß haben…	46
	Übung 7:	Sagen wir es ohne Worte	47
	Übung 8:	Alle Vögel fliegen hoch	48
	Übung 9:	Ball spielen	49
	Übung 10:	»Komm tanz mit mir«	50
	Übung 11:	Mit den Fingern das Alphabet darstellen	51
	Übung 12:	Ganzkörperausstreichung mit Öl	52
	Übung 13:	Orientalisches Erleben	53

Übung 14: Was mag ich auf meiner Haut 53
Übung 15: Berufe raten, die mit Schönheit und Pflege zu tun haben 54
Übung 16: Kosmetikstudio = das Verwöhnprogramm 55
Übung 17: Waschen und Pflegen – damals und heute 56
Übung 18: Frisuren im Wandel der Zeit 57
Übung 19: »Trockenkochen« 58
Übung 20: Mein Lieblingsgericht 59
Übung 21: Obstsaftbar 59
Übung 22: Gewürze und Kräuter sehen, riechen und erraten 60
Übung 23: Das ABC der Lebensmittel 61
Übung 24: Was sind eigentlich gesunde Lebensmittel? 62
Übung 25: Kostümieren 63
Übung 26: Shoppen gehen 64
Übung 27: Stoffe sehen, tasten und darüber sprechen 65
Übung 28: Grün, grün, grün sind alle meine Kleider... 66
Übung 29: Mode im Wandel der Zeit – darüber sprechen, lachen, austauschen 66
Übung 30: Alte Gebete 67
Übung 31: Meditation – Ankommen bei sich selbst 68
Übung 32: Entspannungsbad 69
Übung 33: Duftende Einreibung 70
Übung 34: Muskelentspannung nach Jacobsen 71
Übung 35: Bewusstes Atmen – der Weg zur inneren Ruhe 72
Übung 36: Mein digitales Tagebuch 73
Übung 37: Mandalas 74
Übung 38: Memory 75
Übung 39: Basteln nach den Jahreszeiten und Schmücken des Zimmers 76
Übung 40: Wir machen Musik, da geht uns der Hut hoch 77
Übung 41: Ikebana auf Deutsch 78
Übung 42: Eigenschaften kaufen 79
Übung 43: Was sagt mein Körper? 80
Übung 44: Flirten und vieles mehr 81
Übung 45: Gefühle in Musik ausdrücken 81
Übung 46: Ärger in Aktion umsetzen 82
Übung 47: Was sind eigentlich typisch weibliche und männliche Eigenschaften? 83

Übung 48:	Statussymbole – »man gönnt sich ja sonst nichts«	84
Übung 49:	Eigene Orientierung schaffen	85
Übung 50:	Mein Tagesablauf	86
Übung 51:	Der Einrichtungsberater	87
Übung 52:	Lebensalltag sichern	87
Übung 53:	Was bedeutet eigentlich Sicherheit für mich persönlich?	88
Übung 54:	Aktuelles Geschehen – ich rede mit	89
Übung 55:	Meine Rollen im Leben	90
Übung 56:	Herzensdinge	91
Übung 57:	Heimat	92
Übung 58:	Manchmal ist die Familie größer als man denkt	93
Übung 59:	Hausfrau, Schreiner, Sekretärin und Co	93
Übung 60:	Meine Kindheit – eine kleine Zeitreise	94
Übung 61:	Niemand geht ohne Spuren	95
Übung 62:	Mein schönster Tag oder mein schwärzester Tag	96
Übung 63:	Das Max-und-Moritz-Spiel	97
Übung 64:	Hoffnung – Weg der Zuversicht	98
Übung 65:	Bewältigungsstrategien – Wege aus der Krise	99
Übung 66:	Angst – wer die Zukunft fürchtet, verdirbt sich die Gegenwart	100

Verwandlung **102**
von Bernhard Kraus

Literaturverzeichnis **103**

Stichwortverzeichnis **105**

1   Einleitung

Bettlägerigkeit kann viele Gründe haben. Sie tritt oft plötzlich ein, nach einem Unfall, einer Operation, akuten Ereignissen, wie einem Schlaganfall oder kommt schleichend daher, z. B. bei zunehmender Schwäche oder einer Demenz im fortgeschrittenen Stadium.

Der Betroffene wird zu einem »Pflegefall« und das im wahrsten Sinne des Wortes. In der Regel wird er medizinisch und pflegerisch gut versorgt. Er wird gelagert, Druckgeschwüren, Thrombosen sowie Kontrakturen werden vorgebeugt und er wird mit Nahrung versorgt.

Bei all diesen Interventionen geschieht es sehr leicht und wie es scheint, fast automatisch, dass die körperliche Ebene des bettlägerigen Menschen derart im Mittelpunkt steht, sodass die Persönlichkeit, der individuelle Ausdruck immer mehr in den Hintergrund gerät und schließlich ganz verloren geht.

Unser Anliegen ist es, einen Beitrag zu leisten, diese Menschen wieder in ihrer Ganzheitlichkeit wahrzunehmen, sie in ihrer Identität und Würde zu unterstützen und damit ihr Leben wieder menschlicher und lebendiger zu gestalten.

Dieses Buch wendet sich an Pflegerinnen und Pfleger in stationären Senioren- und Pflegeeinrichtungen, an freiwillig und ehrenamtlich Helfende, an Mitarbeitende der Sozialen Dienste in der Altenhilfe genauso wie an pflegende Angehörige.

Zunächst werden die psychischen Grundfunktionen des Menschen beschrieben, deren Berücksichtigung unerlässlich für eine ganzheitliche Betreuung ist. Es folgt eine übersichtliche Darstellung der wichtigsten heute verwendeten Pflege- und Betreuungskonzepte. Damit wollen wir dazu einladen, einen neuen Blickwinkel auf den zu betreuenden Menschen zu öffnen und darin unterstützen, die Pflege bettlägeriger Menschen für alle Beteiligten noch lebenswerter zu gestalten. Entsprechend werden dann innovative Gestaltungsmöglichkeiten für die »Lebensperspektive Bett« dargestellt. Anschließend werden die beiden in der Altenhilfe am häufigsten eingesetzten Pflegemodelle erläutert: Das Strukturmodell, welches noch mehr von einer ganzheitlichen Pflege ausgeht und die ABEDLs® nach Krohwinkel sollen zum einen deutlich machen, dass Körper und Geist in einem engen Zusammenhang stehen und zum anderen helfen, die nachfolgenden Anregungen zu einer guten Betreuung besser zu dokumentieren.

Die ausführlich beschriebenen praktischen Übungen zur individuellen Betreuung und Beschäftigung sind jeweils entsprechend der oben genannten Modelle deutlich gekennzeichnet, sodass sie für den beruflich interessierten

Leser mühelos in eine Pflege- oder Maßnahmenplanung integriert werden können.

Wir möchten Sie mit diesem Buch dazu anregen, eingefahrene Wege zu verlassen, die Perspektive zu wechseln, sich auf die Biografie und Erlebniswelt der ihnen anvertrauten Menschen einzulassen und sind sicher, dass nicht nur der alte, hilfebedürftige Mensch, sondern auch Sie viele innige Glücksmomente erleben werden.

Monika Pigorsch & Sabine Söhnchen-Korn   Oktober 2020

2 Die Seele soll nicht vor den Beinen sterben

Bettlägerige Menschen waren nicht immer ans Bett gebunden, so wie sie es heute sind. Unterschiedlichste Krankheitsbilder, Demenzen und seelische Störungen können diese Pflegebedürftigkeit verursacht haben.

Aus der Lebensbiografie geht hervor, welche Begabungen und Fähigkeiten der heute alte Mensch hat, welche Schwierigkeiten er bereits meistern konnte und wie er mit Krisensituationen umgegangen ist.

Die Generation, die heute alt und pflegebedürftig ist, ist oft noch von Kriegserlebnissen geprägt, hat zumeist Hunger und Not erlebt und musste sich immer wieder mit erheblichen persönlichen und materiellen Verlusten auseinandersetzen.

Sie ist aber auch Werten und Traditionen gefolgt, die ihr das Leben möglicherweise erleichtert haben. Verhaltensweisen wie Mut, Durchhaltungsvermögen, Disziplin, Rücksichtnahme und Fleiß haben oftmals das Leben bestimmt und Bewältigungsstrategien hervorgebracht, die im jetzigen Zustand als Ressourcen genutzt werden können.

Dennoch ist im Umgang mit bettlägerigen Menschen häufig zu bemerken, wie sich Gefühle wie Hilflosigkeit, Angst und Resignation Raum verschaffen, die zunehmend von Antriebslosigkeit bis hin zu Apathie führen können. Vielfach kommen besonders im Alter bis dahin verdrängte traumatische Erlebnisse ins Bewusstsein, die ebenfalls in der Betreuung bearbeitet werden wollen.

Professor Erwin Böhm, österreichischer Pflegeforscher, spricht in diesem Zusammenhang davon, »dass die Seele vor den Beinen stirbt und jeder Mensch zum Leben Seelenenergie benötigt«. Zu der Seele und zu den Empfindungen müssen wir vordringen, um Menschen mit psychischen und körperlichen Belastungen unterstützen zu können.

Somit ergibt sich von selbst, dass sich Pflege und Betreuung nicht nur auf die körperliche und geistige Ebene beschränken darf, sondern in erster Linie individuelle und persönliche »Beziehungsarbeit« sein muss.

Die Grundvoraussetzung für eine gelungene Beziehung ist die Kommunikation. Neben der verbalen Sprache, die im Krankheitsverlauf oft immer reduzierter möglich sein kann, sollte die Aufmerksamkeit auf die nonverbale Kommunikation gerichtet sein. Darunter wird hier besonders die Beobachtung und der bewusste und reflektierte Einsatz von Mimik, Gestik, Körperhaltung, Tonfall, Atmung und natürlich der Blickkontakt verstanden. Körpersprache ist die Sprache der Gefühle. Sie ist oft authentischer als das gesprochene Wort und wird bis zum Tode »gesprochen« und verstanden.

Gute Pflege ist sicher die erste wichtige Voraussetzung zur Erhaltung des Wohlbefindens, seelische Begleitung aber der zweite, unerlässliche Baustein zur Erhaltung von Lebenssinn und positivem Ich-Gefühl, damit »die Seele vor den Beinen bewegt wird«.

3 Psychische Grundfunktionen

Die psychischen Grundfunktionen sind Parameter für seelische und körperliche Gesundheit/Krankheit und deren Berücksichtigung ist notwendig für die zielgenaue Planung eines Betreuungs- und Beschäftigungsangebotes.

> Die relevanten psychischen Funktionsbereiche sind:
>
> - Bewusstsein
> - Antrieb
> - Affektivität
> - Gedächtnis
> - Denken
> - Wahrnehmung

Im Folgenden werden diese Funktionen kurz beschrieben und mit Hinweisen für die Pflege und Betreuung bettlägeriger Menschen versehen.

3.1 Bewusstsein

Unter Bewusstsein wird das Erleben mentaler Zustände eines Individuums verstanden, die sich aus komplexen neurophysiologischen Prozessen ergeben.

»Es beinhaltet die Grundelemente aller psychischen Abläufe und Funktionen«[1] und ist die Voraussetzung, um äußere Sinnesreize und innere Prozesse zu verarbeiten.

Bewusstseinsstörungen liegen vor, wenn die Orientierung herabgesetzt und der Wachzustand (Vigilanz) gemindert ist, wodurch das Denken, Handeln und Fühlen des betroffenen Menschen stark beeinflusst wird.

---

1 Elisabeth Höwler, Gerontopsychiatrische Pflege, Schlütersche Verlag 2000

Vigilanzstörungen sind:

- Benommenheit: der Betroffene ist verlangsamt, nimmt die Umgebung nur unpräzise wahr und reagiert entsprechend diffus, die Orientierung ist lückenhaft.
- Somnolenz: der Betroffene ist schläfrig, befindet sich in einer Art Dämmerzustand, reagiert jedoch auf deutliche Ansprache und Berührung.
- Sopor: der Betroffene befindet sich in einem Zustand des Tiefschlafs, reagiert nur noch auf stärkste Reize und ist nur für kurze Momente erweckbar.
- Koma: der Betroffene befindet sich in tiefer Bewusstlosigkeit, reagiert nicht auf Reize, ist nicht erweckbar.

Ist das Bewusstsein herabgesetzt, die Reaktionen verlangsamt und die Orientierung gestört, sollte auf Angebote zurückgegriffen werden, die diese Zustände berücksichtigen und den Mangel lindern. Vielversprechende Betreuungsmöglichkeiten sind hier die Basale Stimulation und das Snoezelen (▶ Kap. 6 – Betreuungskonzepte), bei der die Wahrnehmung über die Sinne angesprochen, gefördert und aktiviert wird.

3.2 Antrieb

Der Antrieb ist Voraussetzung für jedes Handeln, Denken und Fühlen und ist bei jedem Menschen individuell ausgeprägt. In der Arbeit mit alten Menschen kennen wir als Auffälligkeiten

- die gesteigerte motorische Unruhe
- den verminderten Antrieb, bis hin zur Apathie.

Der Antrieb ist zunächst eine wichtige Ressource für bettlägerige Menschen. Durch eigenes Aufsetzen, Bewegen, Drehen werden viele Risiken, die das überwiegende Liegen im Bett mit sich bringt, vermieden. Deshalb gehört es zu unserer Aufgabe diese noch vorhandene Aktivität zu erhalten. Wir fördern und unterstützen den Wunsch nach Bewegung zum einen durch aktive und passive Bewegungsübungen, zum anderen durch die Gestaltung des Lebensraums Bett, indem wir Taschen, kleine Regale in unmittelbarer Nähe anbringen, um die Autonomie des Kranken zu erhalten und die Bewegungsabläufe positiv zu beeinflussen.

Bei motorischer Unruhe können wiederum Angebote aus dem Bereich basaler Stimulation eingesetzt werden. Aber auch ein insgesamt verstärkter Betreuungseinsatz kann helfen, die Unruhe in sinnvoll kanalisierte Aktivität umzuwandeln.

Bei stark reduziertem Antrieb ist es unsere Aufgabe, die Apathie zu durchbrechen und den Menschen zu aktivieren. Sehr häufig finden wir gerade unter den bettlägerigen Bewohnern in einer Altenhilfeeinrichtung Menschen, die an einer Depression erkrankt sind, die sich ins Bett zurückgezogen haben und bei denen kaum noch eigener Antrieb zu erkennen ist. Bei diesem Krankheitsbild hilft uns die Selbsterhaltungstherapie nach Romero (▶ Kap. 6.4), um das verletzte »Selbst« des Kranken wieder aufzurichten. Der Antrieb kann durch das Finden von Zielen und Sinnhaftigkeit unterstützt und reaktiviert werden.

3.3 Affektivität

Der Affekt beschreibt die Grundstimmung eines Menschen, sowie den Ausdruck und Umgang mit aktuellen Emotionen, wie z. B. Freude, Trauer, Wut oder Angst.

Störungen des Affektes, die besonders im Alter auftreten können, sind:

- Affektlabilität: darunter versteht man stark schwankende Stimmungslagen, Lachen und Weinen wechseln sich rasch ab, für Außenstehende oft ohne erkennbaren Grund.
- Affektinkontinenz: hier können die Gefühle nicht beherrscht werden und schon bei kleinen Anlässen überschießen und unangemessen wirken.
- Affektarmut: es werden kaum Gefühle gezeigt, der Betroffene erscheint gleichgültig und teilnahmslos.
- Depressive Stimmungslage: die Erlebenswelt ist negativ eingefärbt, der Betroffene ist lustlos, oft ohne Hoffnung auf Besserung, schwermütig und ist unfähig, positive Gefühle zu erleben. Auch die Gefühle der Leere und Sinnlosigkeit werden häufig beschrieben.
- Dysphorie: stellt einen Zustand von gereizter, missmutiger Stimmung dar, der Betroffene ist mürrisch, durch nichts zufrieden zu stellen, es besteht die Möglichkeit aggressiver Reaktionen.

Bei all diesen Gefühlsäußerungen gilt grundsätzlich, sie ernst zu nehmen und angemessen darauf zu reagieren. Bei dementiell erkrankten Personen ist die Königsdisziplin die Validation, d. h., den Menschen in seiner eigenen Gefühls- und Erlebenswelt zu begleiten, ohne ihn zu korrigieren oder auf unsere »Wahrheitsebene« heben zu wollen.

Auch das psychobiografische Modell nach Böhm (▶ Kap. 6.3) hilft, den in seinem Affekt eingeschränkten Menschen, für uns erreichbar zu machen und gezielt betreuen zu können.

Bei kognitiv wenig eingeschränkten Personen kann darauf geachtet werden, dass gemäß dem operanten Konditionieren, »positives« und erwünschtes Verhalten durch Lob und Zuwendung verstärkt, »negatives« Verhalten durch weniger Beachtung negiert und reduziert wird.

Allgemein sollten hier Angebote durchgeführt werden, die das Selbstwertgefühl und die Identität stärken und Raum geben eigene Gefühle wahrzunehmen und ausleben zu können (▶ Kap. 6).

3.4 Gedächtnis

Die Aufgabe des Gedächtnisses ist die Aufnahme, Speicherung, Verarbeitung und das Wiederabrufen von Informationen. Für diese Arbeit stehen verschiedene Informationsspeicher mit unterschiedlicher Kapazität zur Verfügung.

- Gedächtnisstörungen können das Lang- und/oder Kurzzeitgedächtnis betreffen, damit die Merkfähigkeit beeinflussen und können unterschiedlich stark ausgeprägt sein.
- Gedächtnislücken können besonders bei dementiell veränderten Menschen durch erfundene Inhalte gefüllt werden (Konfabulation).
- Außerdem kennen wir die Amnesie, den Erinnerungsverlust, wobei einzelne Inhalte noch lückenhaft vorhanden sein können.
- Bei der Zeitgitterstörung ist die Chronologie der Erinnerungen gestört, es kann zu Trugerinnerungen und Erinnerungstäuschungen kommen.

Das Gedächtnis ist die Erinnerungskammer unseres Lebens. Hier sind alle relevanten Daten abgelegt, auf die zurückgegriffen werden kann, wenn sie benötigt werden. Gedächtnisstörungen werden von dem erkrankten Menschen als starke Beeinträchtigung empfunden, oft wird mit Unsicherheit und Rückzug reagiert, in fortgeschrittenem Stadium kann die eigene Identität und Persönlichkeit immer mehr abhandenkommen.

Betreuend wirken wir auf Menschen mit Gedächtnisstörungen ein, indem wir mit ihnen über bekannte Gegenstände und Sinneswahrnehmungen Erinnerungen hervorrufen (Rückschauarbeit nach Pigorsch, ▶ Kap. 6). Eine weitere Möglichkeit ist ein spielerisches und stressfreies Gedächtnistraining, dies ist jedoch nur sinnvoll, wenn noch Ressourcen im Kurzzeitgedächtnis vorhanden sind. Das 24-Stunden-ROT (▶ Kap. 6) sollte dagegen regelmäßig und von allen an der Pflege und Betreuung beteiligten Personen durchgeführt werden. Unerlässlich sind alle Formen von Maßnahmen, die die Identität und das Selbstwertgefühl des erkrankten Menschen unterstützen, wie z. B. im person-zentrierten Ansatz nach Kitwood beschrieben (▶ Kap. 6.1).

3.5 Denken

Das Denken umfasst den Prozess, Gegenstände zu erkennen, zu verstehen, zu unterscheiden und in vorhandene Inhalte einordnen und beurteilen zu können. Durch Denken erfassen wir die innere und äußere Wirklichkeit, erkennen Möglichkeiten, besitzen Kritikfähigkeit.

Störungen können Auftreten beim formalen Denken, d. h., der Gedankenablauf ist beeinträchtigt. Hier kennen wir

- die Denkverlangsamung,
- die Denkhemmung,
- das umständliche Denken,
- das Abreißen der Gedanken oder
- das beschleunigte, ideenflüchtige Denken.

Darüber hinaus gibt es Denkstörungen auf der inhaltlichen Ebene, d. h. das Denken wird durch Gefühle in eine bestimmte Richtung gelenkt. Hier kennen wir

- das zwanghafte Denken,
- Phobien,
- überwertige Ideen bis hin zum Wahn.

In die gestörte Gedankenwelt eines Menschen vorzudringen bedingt ein großes Maß an Geduld und Aufmerksamkeit. Zwanghaftes Denken oder wahnhafte Überzeugungen haben für den Erkrankten in der Regel Realitätscharakter, sind für den Helfenden jedoch oft nur schwer nachvollziehbar. Hier ist es wenig hilfreich, dass Denksystem beeinflussen zu wollen, es bietet sich eher an, die Gefühlswelt zu erfassen. Das psychobiografische Modell nach Böhm (▶ Kap. 6.3) gibt uns Hilfestellung im Umgang, wenn wir die Stufe erkennen, auf der sich der erkrankte Mensch zurzeit befindet. Wir können dann seine Gefühlswelt wahrnehmen und auf diese reagieren.

Vielfach stehen auch Sicherheit gebende und vertrauensbildende Maßnahmen im Vordergrund der Betreuung.

3.6 Wahrnehmung

Darunter versteht man das Aufnehmen von Eindrücken durch die Sinnesorgane. Die Wahrnehmung wird durch das Denken und Fühlen beeinflusst.

Wahrnehmungsstörungen sind häufig organisch bedingt. Bevor wir also davon ausgehen, dass andere Gründe vorliegen, müssen wir uns von der physiologischen Gesundheit der Sinne (Hören, Sehen, Riechen, Schmecken, Fühlen und Tasten) überzeugen.

Wahrnehmungsstörungen ohne organische Ursache sind:

- Die Illusion: etwas tatsächlich Vorhandenes wird für etwas anderes gehalten, als es wirklich ist. Diese Täuschung ist korrigierbar.

Sinnestäuschungen können Unsicherheit und Ängste auslösen und stark beeinträchtigend sein. Auch hier gilt es, den betroffenen Menschen unbedingt ernst zu nehmen. Oftmals hilft Zuwendung, die Umgestaltung des Zimmers, die Verbesserung der Lichtverhältnisse oder die Neugestaltung der Bodenstruktur. Um die Wahrnehmung zu verbessern bieten sich Übungen aus dem Bereich der basalen Stimulation, sowie Körper- und Bewegungsübungen an (▶ Kap. 6 – Betreuungsangebote).

- Die Halluzination: hier wird ohne äußeren Reiz etwas wahrgenommen, was für andere nicht wahrnehmbar ist. Für den Betroffenen haben sie die Echtheit und Gültigkeit einer realen Wahrnehmung.

Hier ist es neben einer sinnvollen medikamentösen Therapie die Aufgabe des Betreuenden, den bettlägerigen Menschen zu begleiten, Krisen zu mildern, die Wahrnehmung zu fördern und Sicherheit zu vermitteln.

Merke: Alle psychischen Grundfunktionen bedingen einander und wirken sich wechselseitig aufeinander aus.
Faktoren, die sich grundsätzlich ungünstig auswirken, sind Reizarmut, Unter- und Überforderung, Mangel an Stimulation und Kontakt.

4   Bedeutung von Bettlägerigkeit

Wenn man sich mit dem Thema Bettlägerigkeit beschäftigt, zeigt sich, dass es keine deutliche Begriffserklärung gibt. Es wird zum einen von Bettruhe gesprochen, diese ist zeitlich begrenzt und meist vom Arzt verordnet. Zum anderen von einer oft in Phasen verlaufenden umfangreichen Bettlägerigkeit. Sie beginnt meist mit einem geschwächtem Allgemeinzustand, dann einem Ereignis, wie z. B. einem Sturz oder auch mit dem Fortschreiten einer bestehenden Erkrankung, der Bewegungsradius wird zunehmend eingeschränkt und es kommt zu einer Ortsfixierung, bei der der Betroffene nicht mehr ohne fremde Hilfe den Aufenthaltsort ändern kann.

Die Auswirkungen sind zahlreich und betreffen stets den ganzen Menschen in seiner Einheit aus Körper, Geist und Seele.

Körper: u. a. Veränderung des Herzkreislaufsystems, der Atmung mit der Gefahr von Bronchitis und Lungenentzündung, Thromboseneigung, Abbau von Muskelmasse, Entstehung von Kontrakturen und Druckgeschwüren.

Geist: Abnahme der intellektuellen Leistungsfähigkeit, Veränderung der Wahrnehmung durch Reizarmut und Auftreten von Halluzinationen infolge extremer Gewöhnung an äußere Bedingungen. Oft erleben Betroffene ein »Schrumpfen« von Zeiträumen, die später nicht mehr erinnert werden können.

Seele: Traurigkeit, depressive Verstimmungen verbunden mit dem Gefühl der Hoffnungs- und Wertlosigkeit, Gefühl des Alleingelassenseins, der Abhängigkeit und Isolation.

Daraus lässt sich schließen, dass die Mobilisation stets das Mittel der ersten Wahl ist.

Dafür spielen folgende Faktoren eine entscheidende Rolle:

- die individuelle Einstellung der betroffenen Person zur Mobilisation
- die Motivation und Kompetenz der Pflegenden
- die Verfügbarkeit von Hilfe beim Aufstehen
- die Verfügbarkeit von Hilfsmitteln, wie Rollstuhl, Hörgerät, Brille
- das fördernde Umfeld
- der Lebensort
- die räumlichen Voraussetzungen

Für unsere Arbeit lässt sich aus dem Vorangegangenen schließen:

- die Gründe der Bettlägerigkeit möglichst gemeinsam mit dem Betroffenen hinterfragen und reflektieren

- gezielte Bewegungsübungen und Gymnastik zum Muskelerhalt bzw. Muskelaufbau
- Lage- und Standortwechsel stufenweise und sanft durchführen
- Mobilisierung mit positiven Reizen und Erlebnissen verbinden
- auf den Einsatz von Hilfsmitteln achten
- Übungen zur Sensibilisierung und Wahrnehmung des Körpers und der Sinne einsetzen
- Angebote gestalten, die Konzentration, Gedächtnis und flüssige Intelligenz stützen
- Gestaltung der Räume, sodass sie sensorische und emotionale Reize bieten und Selbständigkeit fördern und unterstützen

Merke: Der Transfer vom Bett z. B. in einen Rollstuhl und in die Gemeinschaft sind wichtig. Der Positionswechsel ermöglicht soziale Teilhabe sowie die Reduktion von ungünstigen Begleiterscheinungen.

Dennoch sollte die »blinde« und schnelle Mobilisation vermieden werden. Häufig haben bettlägerige Menschen Angst vor Stürzen, wollen ihren Mitmenschen nicht zur Last fallen oder fühlen sich schwach oder haben Schmerzen. Hier gilt es genau hinzuschauen und schrittweise und differenziert vorzugehen.

5 Gestaltung des Lebensbereiches Bett

Der bettlägerige Mensch ist auf das Bett und den Raum, der sich unmittelbar, sprich erreichbar, um das Bett befindet, angewiesen. Hier findet sein Leben statt. Deshalb ist dies der privateste und auch intimste Bereich. Hier kann er Selbständigkeit und auch Selbstbewusstsein gewinnen oder verlieren. Deshalb ist es so wichtig, dass der Kranke diesen Bereich gestaltet oder zumindest mitgestaltet. Je nach Krankheit, Bewusstseinszustand und Bedürfnissen der Person stellen sich die Ansprüche und Notwendigkeiten sehr unterschiedlich dar. Ein schwer dementiell erkrankter Mensch, der nur zeitweise wach und ansprechbar ist, kann durchaus mit dem Blick aus dem Bett in die Natur genügend Reize bekommen und ist zufrieden. Eine 65-jährige, wache, ansprechbare Frau mit einer Lähmung braucht verschiedenste Möglichkeiten, sich selbst den Tag zu gestalten, um nicht unterfordert zu sein und an Reizmangel zu verarmen. Grundsätzlich gilt aber: Der bettlägerige Mensch entscheidet, wie der Raum aussieht.

Hier einige Vorschläge:

- Helle Räume und lichte Farben hellen auch die Stimmung auf.
- Spiegel vergrößern den Raum und fördern die Eigenwahrnehmung. Sie unterstützen die Möglichkeit, sich selbstständig zu pflegen. Spiegel mit Einfühlungsvermögen platzieren.
- Funkelemente, mit denen Licht, Fernsehen etc. ein- und ausgeschaltet werden können, erschließen eigene Handlungsräume.
- Tische, Lampen und Schränke auf Rollen sind leicht zu bewegen und variabel einzusetzen.
- Elemente unter der Decke können heruntergelassen werden, damit Hobbys, die Platz brauchen, gut erreichbar sind, ohne dauerhaft viel Platz zu beanspruchen.
- Haken, Knöpfe und Magnetwände machen es möglich, dass viele Bedarfsgegenstände in unmittelbarer Nähe des Bettes untergebracht werden können.
- Videokameras in den anderen Räumen der Wohnung ermöglichen es, Kontakt über das Laptop etc. aufzubauen und auf diesem Weg zu kommunizieren.
- Vorhänge und Tücher trennen einzelne Bereiche im Zimmer ab und können so Schutz und Sicherheit bieten.
- Bewegbare Wände können den Zugang in den anderen Teil der Wohnung öffnen oder schließen.

5 Gestaltung des Lebensbereiches Bett

 Merke: Dies sind nur einige Möglichkeiten um die Lebensperspektive Bett angenehmer und zufriedenstellender zu gestalten. Hier sind der eigenen Kreativität keine Grenzen gesetzt.

Abb. 1 a + b: Darstellung von möglichen Raumkonzepten (© Jeanette Wieters)

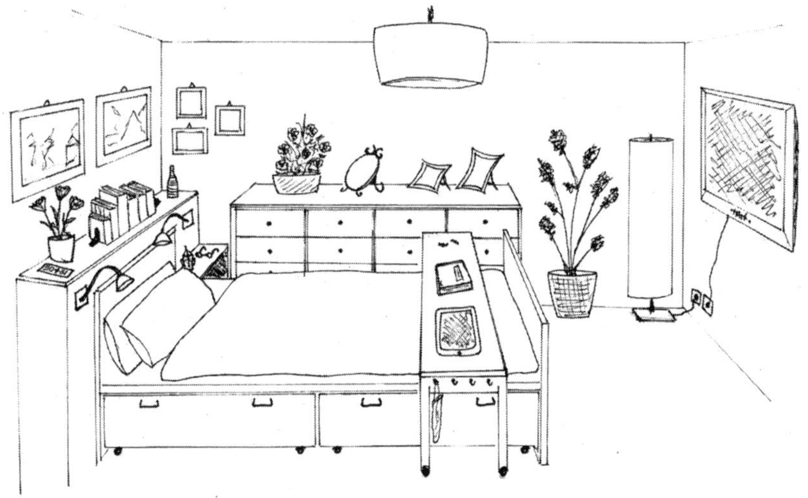

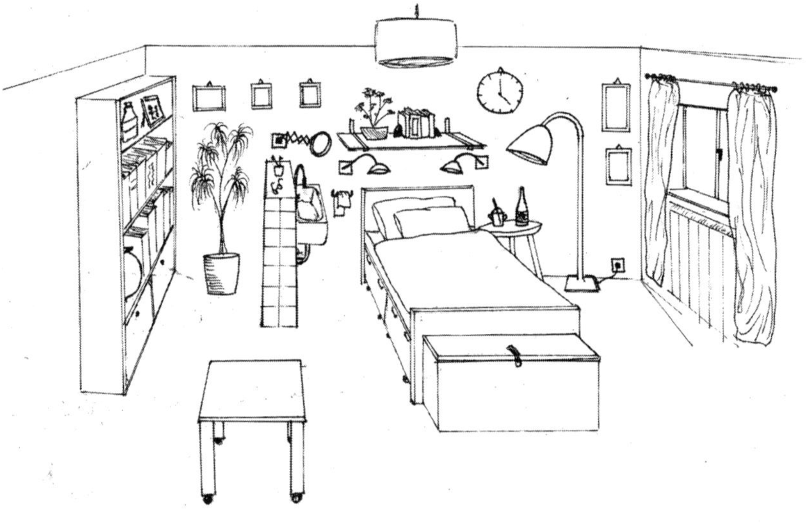

6 Pflege- und Betreuungskonzepte

Pflege- und Betreuungskonzepte stellen die fachliche Basis für Pflege- und Betreuungsinterventionen dar und definieren die Haltung und das Verständnis mit dem der alte und hilfebedürftige Mensch in seiner Lebenssituation gesehen und umsorgt wird.

Im Folgenden werden Konzepte vorgestellt, die jeweils den zu Betreuenden in den Mittelpunkt der Betrachtung stellen, dabei jedoch unterschiedliche Schwerpunkte setzen. Alle beschriebenen Konzepte sind in besonderer Weise für Menschen mit Demenz geeignet.

6.1 Person-zentrierter Ansatz nach Tom Kitwood

Definition

> »Personsein« bedeutet nach Kitwood ein Zustand, der dem einzelnen Menschen von anderen vermittelt und verliehen wird. Er beinhaltet Respekt, Vertrauen und Anerkennung.

Es geht darum, den pflegebedürftigen und dementiell veränderten Menschen so zu akzeptieren und ernst zu nehmen, wie er ist. Er wird nicht verändert, sondern er wird in seiner Eigen- und Besonderheit verstanden und darin unterstützt. Besonders berücksichtigt wird die Lebensbiografie, die aufzeigt, wie die Person bisher gelebt hat und gesellschaftlich integriert war, also welchen Stand und Status sie hatte.

Viele Einrichtungen der Altenhilfe arbeiten nach diesem Pflegemodell, nicht zuletzt, weil es im Expertenstandard Demenz empfohlen wird. Das Konzept betont die Beziehung zwischen Pflegenden und Pflegebedürftigen und zeigt auf, wie sich auch Kommunikationsstrukturen innerhalb der Einrichtungen auf das Verhalten der Menschen mit Demenz auswirken. Die Art der Zusammenarbeit aller an der Pflege und Betreuung Beteiligten und die damit einhergehende Stimmung, davon geht Kitwood aus, beeinflusst das »Person-sein« des Bewohners. Abhängig davon, ob ein fröhliches, ruhiges, kollegiales Miteinander oder Unstimmigkeiten, Hetze und Streit das Klima bestimmen, wird dies positive oder negative Auswirkungen auf den dementiell veränderten Menschen mit sich bringen. In diesem Zusammenhang unterscheidet Kitwood sogenannte benigne (gutartige) und maligne (bösartige) Interaktionsformen. Er bedient sich hier bewusst der medizinischen Fachsprache, um deutlich zu machen, dass sich Umgang und Verhalten tatsächlich heilend oder eben auch krankmachend auswirken können. Als förderliche Verhaltensweisen (benigne) nennt er z. B. das Ver- und Aushandeln, das Zusammenarbeiten, das Erkennen und Anerkennen, das Feiern und sich freuen. Als maligne, schädigende Verhaltensweisen benennt er u. a. das Infantilisieren, das Belügen und Täuschen, das Ignorieren, das Unterbrechen oder das »zu schnell sein«.

Ziele

Ziel der Interaktion nach dem person-zentrierten Ansatz ist es, jeden Menschen, auch wenn er von der Außenwelt vielleicht als defizitär wahrgenommen wird, in seinem »Personsein« zu erkennen und ihn darin zu unterstützen. »Personsein« ist nach Kitwood gleichbedeutend mit Wohlbefinden und ist abhängig von vier Gefühlszuständen:

- dem Gefühl, etwas wert zu sein
- dem Gefühl, etwas tun und bewirken zu können
- dem Gefühl, Kontakt zu anderen Menschen zu haben, dazu zu gehören
- dem Gefühl von Sicherheit, Vertrauen und Hoffnung

Umsetzung

Pflegende und betreuende Mitarbeiter unterstützen den erkrankten Menschen, indem

- Sie die Identität wahrnehmen, schützen und stärken.
- Sie primäre Bindung und soziale Teilhabe ermöglichen.
- Sie Beschäftigung und Sinngebung anbieten.
- Sie Trost und Zuwendung spenden.
- Sie benigne Interaktionsformen nutzen und malignes Verhalten reflektieren.
- Sie empathisch, also um einfühlsames Verstehen bemüht sind und Akzeptanz und Wertschätzung vermitteln.
- Sie kongruent sind, d. h., eigene Gefühle und Haltungen wahrnehmen, annehmen und diese ausdrücken können.

Merke: Der person-zentrierte Ansatz von Tom Kitwood wahrt die individuelle Würde des Menschen und befähigt die Pflege- und Betreuungsmitarbeiter Bedürfnisse wahrzunehmen und eine wertschätzende Kommunikation innerhalb der Institution zu leben.

6.2 Mäeutik

Definition

> Das mäeutische Pflege- und Betreuungskonzept wurde von der Pflegewissenschaftlerin Dr. Cora van der Kooij entwickelt. Es geht davon aus, dass alle Menschen verletzlich sind und die Auseinandersetzung mit der eigenen Verletzlichkeit dazu befähigt, alte und kranke Menschen verstehend und einfühlsam zu begleiten.

Dies lässt sich auch auf andere Gefühle und Zustände übertragen. Indem Pflegende ihre eigene Erlebenswelt bewusst wahrnehmen, reflektieren und kommunizieren, sind sie in der Lage, auch die Lebenswelt anderer zu erkennen und zu verstehen. Spannungen und Unstimmigkeiten, die häufig durch die Unterschiedlichkeit der Erlebenswelten entstehen, können so vermieden und in positive Kontaktmomente verwandelt werden. Dr. van der Kooij verstand die Mäeutik als »Hebammenkunst für das Pflegetalent« und betont, dass Empathie, Lebenserfahrung, Kreativität und Intuition der Pflegenden wichtige Wissensressourcen sind, die als eigene Kompetenzen gewertschätzt und ins »Leben gebracht« werden wollen.

Ziele

- Beziehungen stärken und positive Kontaktmomente schaffen
- Krisen vermeiden durch besseres Verstehen und Einfühlen
- Positives Selbstbild und emotionales Gleichgewicht erhalten
- Pflegende und Pflegebedürftige begegnen sich auf Augenhöhe

Umsetzung

- Interaktionen, das eigene Handeln und Erleben, welches im Pflegeprozess oft unbewusst stattfindet, reflektieren und kommunizieren.
- Erfahrungswissen, Intuition und Empathie als wichtige Ressource anerkennen und einbeziehen.
- Reflexion des eigenen Erlebens für achtsamen Umgang auch mit sich selbst nutzen.

Im professionellen Kontext in (teil-)stationären Einrichtungen werden folgende Instrumente eingesetzt:

- Beobachtungsbogen mit Informationen zur Biografie, zu Gewohnheiten und Ritualen sowie zu besonderen Persönlichkeitsmerkmalen.

- Pflegekarte als Pflege- und Betreuungsübersicht mit allen pflegerelevanten Informationen.
- Bewohnerbesprechung als strukturierte Reflexion des Pflegeteams dient dazu, den Bewohner noch besser kennenzulernen und ein ganzheitliches Bild gewinnen zu können.

> **Merke:** Das mäeutische Konzept unterstützt Pflege- und Betreuungskräfte darin, sich intuitives Pflegewissen bewusst zu machen und damit das Verstehen und Einfühlen in unterschiedliche Erlebenswelten zu begünstigen.

6.3 Psychobiografisches Pflegemodell nach Böhm

Definition

Alte Menschen handeln nach Prägungen und Erlebnissen, die sie im Laufe ihres Lebens gesammelt haben. Vom gefühlsmäßigen Verhalten des Kindes zum vernunftsgesteuerten Verhalten des Erwachsenen eignen sich Menschen Bewältigungsstrategien an, die ihnen helfen, das Leben zu meistern.

> Eine Krise im Leben kann nach Prof. Böhm dazu führen, dass der Mensch sich nun von der Vernunftsebene auf die Gefühlsebene zurückentwickelt. Hier zeigt Böhm Möglichkeiten auf, wie Betreuende mit der richtigen Ansprache diese Regression verhindern können.

Ziele

Ziele sind es, den Menschen dort zu erreichen, wo er sich befindet und Regression zu verhindern. Frühere Bewältigungsstrategien sollen aktiviert und seelisches Erleben gestärkt werden, indem das Wünschen und Wollen des Hilfebedürftigen, unabhängig von Alter und Einschränkungen, wahrgenommen und umgesetzt wird.

Umsetzung

Pflegende und betreuende Mitarbeiter unterstützen den erkrankten Menschen, indem

- Sie Werte, Zeitgeist und Lebenssinn des Menschen erkennen, betonen und stärken
- Sie um den Zusammenhang zwischen Körper, Seele und Geist wissen und entsprechende Interventionen einleiten
- Sie frühere Bewältigungsstrategien und Stärken erkennen und nutzbar machen
- Sie zwischenmenschliche Beziehung fördern
- Sie seine »Seele vor den Beinen bewegen« (Böhm 2009)

Merke: Professor Böhm fordert uns auf, die »Altersseele« zu beachten und beim pflegebedürftigen Menschen zu reaktivieren. Durch die Coping-Strategien der Vergangenheit versucht der Pflegebedürftige auch in der Gegenwart sein Leben zu meistern. Pflegende und Betreuende unterstützen ihn dabei.

6.4 Selbsterhaltungstherapie nach Romero (SET)

Definition

Das »Selbst« nach Romero bezeichnet das Bild, welches ein Mensch von sich selber hat. Es wird gespeist aus der Lebensgeschichte, den gemachten Erfahrungen mit sich selbst und der Umgebung und aus der Bewältigung von Krisen und Erfolgen im Leben.

Ziele

Erhaltung des Selbst durch:

- Bewahren von Kontinuität des eigenen Selbst
- Bewahren des Identitätsgefühls
- Bewahren der Fähigkeit mit den Folgen der Krankheit umzugehen
- Bewahren des selbst-nahen Wissens

Umsetzung

Pflegende und betreuende Mitarbeiter unterstützen den erkrankten Menschen, indem

- Sie unterstützen, indem sie betonen, dass der Erkrankte immer noch er Selbst ist, obwohl sich vieles um ihn herum verändert hat.
- Sie begegnen ihm mit Wertschätzung bei Angst-, Scham- und Bedrohungsgefühlen.
- Sie bieten adäquate (biografieorientierte) Reize und Beschäftigungen an, damit das Gefühl der Selbstwirksamkeit erhalten bleibt.
- Sie setzen sich für einfache, klare Alltagsabläufe ein, damit Transparenz entsteht, der Erkrankte seine Struktur erkennt und Sinnhaftigkeit erlebt.
- Sie sein Gedächtnis sind, d. h., sie rekonstruieren mit ihm seine Geschichte in Fotos und Zeitzeichen.

Merke: Selbsterhaltung heißt, aus der eigenen Vergangenheit und den gemachten Erfahrungen zu schöpfen und für sich selbst wirksam und heilend zu sein. Pflegende und Betreuende stützen dies, indem sie durch biografisches Wissen das »Selbst« aktivieren.

7 Methoden

Unter Methoden werden bewusst gewählte Verhaltensweisen verstanden, die dem Erreichen eines bestimmten Zieles dienen. Hier handelt es sich also um das »Handwerkszeug«, das dabei unterstützt, die oben vorgestellten Konzepte umzusetzen.

7.1 Biografiearbeit

Definition

Biografie ist die Lebensbeschreibung, Darstellung der äußeren Geschichte, wie der inneren und geistigen Entwicklung einer Person.

Ziele

In der Betreuung hilft das Wissen über die Biografie Wünsche und Vorlieben des erkrankten Menschen zu berücksichtigen. Biografische Arbeit gleicht einem roten Faden, der Anknüpfungspunkte im Gespräch gibt, der aber auch Verhaltensweisen erklärt oder den richtigen Umgang mit dem erkrankten Menschen möglich macht.

Wichtige biografische Informationen sind:

- prägende Erlebnisse und Erfahrungen des Lebens
- Bedürfnisse und Vorlieben (Musik!, Speisen, Getränke, Farben, Materialien uvm.)
- Hobbys und Interessen
- Gewohnheiten und Rituale

Umsetzung

Pflegende und betreuende Mitarbeiter unterstützen den erkrankten Menschen, indem

- Sie gesprächsorientierte Biografiearbeit anbieten. Im Einzel- oder Gruppengespräch werden relevante biografische Erlebnisse erinnert und erzählt und dabei entstehende Gefühle geteilt und gewertschätzt.
- Sie aktivitätsorientierte Biografiearbeit anbieten. In der Lebensgeschichte verankerte Fähigkeiten und Fertigkeiten werden als Ressource für Aktivitäten genutzt, um erneut Erfolgserlebnisse zu vermitteln und Sinngebung zu unterstützen.

Merke: Jeder Lebenslauf eines Menschen ist einzigartig und gekennzeichnet durch persönliche Vorlieben und Abneigungen. Das Wissen um Wünsche und Vorstellungen des pflegebedürftigen Menschen hilft ihm und uns bei der Pflege- und Betreuungsarbeit.

7.2 Validation

Definition

Validation bedeutet, die Gefühle und die Erlebniswelt von dementiell veränderten Menschen einfühlsam wahrzunehmen, anzuerkennen und für wahr zu erklären, ohne sie zu bewerten oder zu korrigieren.

Ziele

- Kontakt herstellen
- Vertrauen schaffen
- Sicherheit vermitteln
- Begleitung geben
- Krisen mildern
- Würde und Selbstwertgefühl erhalten

Umsetzung

Validation nach Naomi Feil: »wir müssen lernen, in den Schuhen des anderen zu gehen«

Pflegende und betreuende Mitarbeiter unterstützen den erkrankten Menschen, indem

- Sie die »Wahrheit« des verwirrten Menschen akzeptieren und nicht widersprechen.

- Sie auch das hinter Verhalten, Äußerungen oder psychomotorischem Ausdruck liegende Gefühl erkennen, bestätigen und wertschätzen.
- Sie ihm mit einfühlendem Verständnis zur Seite stehen und *Mitgefühl* zeigen.
- Sie echt und ehrlich in ihren Gefühlen bleiben und *Authentizität* ausstrahlen.
- Sie Informationen über wichtige Lebensphasen und Lebensthemen sammeln und kennen, um den Menschen dort begleiten zu können, wo er sich befindet.
- Sie Ansprache und Aktivierung dem vorliegenden Demenzstadium anpassen und sowohl Über- als auch Unterforderung vermeiden.

> **Merke:** Oft lebt der an Demenz erkrankte Mensch in seiner ganz eigenen Welt und erlebt seine eigene Wahrheit. Diese gilt es ernst zu nehmen, ist nicht diskutierbar, auch wenn sich unser Denken und Wahrnehmen davon unterscheidet. Wir vermitteln dem pflegebedürftigen Menschen mit Demenz, dass wir seine Gefühle und seine Anliegen verstehen und wertschätzen.

7.3 Basale Stimulation

Definition

> Basale Stimulation bedeutet die Reaktivierung vertrauter Sinneswahrnehmungen.

Wahrnehmung von Informationen über die eigene Person und die Umgebung ist abhängig von Bewegung und Veränderung, sonst werden Reize diffus, ein Gewöhnungsprozess tritt ein, es entsteht eine sensorische Deprivation.

Ziele

Verbesserung und Förderung der

- Orientierungsfähigkeit
- Wahrnehmungsfähigkeit
- Kommunikationsfähigkeit

♡ Umsetzung

Pflegende und betreuende Mitarbeiter unterstützen den erkrankten Menschen, indem

- Sie visuelle Reize anbieten: Bilder, Fotos in Augenhöhe, Mobiles, Blick in den Garten oder auf die Straße, Blickwinkel regelmäßig verändern.
- Sie akustische Reize anbieten: gezieltes Einsetzen von Musik, Hörspielen und Fernsehen nach den biografischen Vorlieben, Dauerberieselung vermeiden, Reize nur punktuell anbieten. Betroffenen an Alltagsgeräuschen teilhaben lassen, dabei auch hier Lautstärke reflektieren.
- Sie olfaktorische Reize anbieten: vertraute, positiv besetzte Gerüche und Düfte anbieten, wie z. B. Blumen, gemähtes Gras, eigene Pflegemittel, ätherische Öle, früher verwendete Duft- und Rasierwasser, Kuchen- oder Kaffeeduft.
- Sie orale Reize anbieten: Nahrung nach Vorlieben zubereiten, auf unterschiedliche Geschmacksrichtungen, Konsistenzen und Temperaturen achten. Bei Menschen, die parenteral ernährt werden, regelmäßig Lippen, Gaumen, Zähne mit einem mit vertrauten Geschmacksträgern getränkten Tupfer ausstreichen.
- Sie haptische Reize anbieten: bei pflegerischen Maßnahmen unterschiedliche Berührungsqualitäten bieten durch den Einsatz von Schwämmen, Bürsten, weichen warmen Tüchern. Tastbretter aus verschiedenen Materialien erstellen, wie Holz, abgerundetes Metall, Watte, Wolle, Teppichrest, Fell, Stein.
- Sie vibratorische Reize anbieten: Elektrorasierer oder elektrische Zahnbürste in die Hand geben.
- Sie vestibuläre Reize anbieten: vorsichtige Schaukel- und Drehbewegungen durchführen.
- Sie den Körper stimulieren: basal-beruhigende Körperwaschung (in Haarwuchsrichtung mit Waschzusätzen, wie Lavendel, Hopfen, Melisse) oder basal-anregende Waschung (gegen die Haarwuchsrichtung mit Zusätzen, wie Rosmarin, Zitrone oder Minze), atem-stimulierende Einreibung, Ausstreichen der Beine und Füße.

> **Merke:** Das Körpergefühl und die Wahrnehmung verändern sich durch lange Liegezeiten im Bett (▶ Kap. 4). Die basale Stimulation dient dazu, Körperempfindungen und Sinneswahrnehmungen so lange wie möglich aufrecht zu erhalten.

7.4 Rückschauarbeit nach Pigorsch, Kleeberg, Sohn

Definition

> Rückschauarbeit heißt, dem an Demenz erkrankten Menschen seine eigene Lebensgeschichte, seine Erinnerungen und Erfahrungen, die bei ihm selbst in Vergessenheit geraten sind, zurück zu geben.

Ziele

Erinnerungen aus Kindheit, Jugend und dem Erwachsenenleben, die oft mit Erlebnissen und entsprechenden Gefühlen verknüpft sind, sollen wachgerufen werden. Der Mensch fühlt sich wieder als Individuum und erkennt sich selbst.

Umsetzung

Pflegende und betreuende Mitarbeiter unterstützen den erkrankten Menschen, indem

- Sie biografisch besetzte Gegenstände über die einzelnen Sinne erfahrbar machen
- Sie durch gezielte Fragen und biografisches Wissen die Stärken der Menschen betonen
- Sie die Möglichkeit bieten, das gelebte Leben zu präsentieren
- Sie Gefühle ansprechen und die Menschen sich verstanden fühlen
- Sie auch Bewegung in die Arbeit mit einfließen lassen
- Sie Gemeinschaftserleben fördern und die Kohorte stärken

Merke: Z. B. durch das Berühren einer Kaffeemühle und das Mahlen von Kaffee können Erinnerungen wachgerufen werden, die Menschen mit Demenz dazu bringen, aus ihrer Vergangenheit zu erzählen. Das auf diese Weise gewonnene Wissen kann in die Biografie übernommen werden und stellt immer wieder eine Zugangsmöglichkeit dar.

7.5 Snoezelen

Definition

> Der Begriff setzt sich zusammen aus den niederländischen Worten »snuffelen« = schnüffeln und »doezelen« = dösen und beschreibt einen Zustand der Entspannung, Geborgenheit und der Freiheit, zu tun, wonach einem der Sinn steht. Snoezelen ist ein Konzept für die räumlich, atmosphärische Gestaltung, um eine harmonische, sichere, reizvolle Umgebung zu schaffen.

Ziele

- Reizarmut, sensorischer Deprivation vorbeugen und vermindern
- Eigen- und Fremdwahrnehmung fördern
- Aggression und Unruhe abbauen
- Kommunikationsmöglichkeiten erweitern
- Wohlbefinden schaffen

Umsetzung

Pflegende und betreuende Mitarbeiter unterstützen den erkrankten Menschen, indem
   Sie Sinnesreize anbieten, unter Einsatz von

- Diaprojektoren bzw. Beamer, um Fotos und Bilder an Wand und Decke zu werfen oder von Handys, um Fotos zu zeigen
- Flüssigkeitsprojektoren, um bewegliche Bilder zu erzeugen
- Blasensäulen, Lavalampen
- Kaskadenbrunnen
- Mobiles
- verschiedene dimmbare Lichtquellen
- taktile Elemente, wie Igelbälle, Tastbrett, Decken und bunte Tücher, Kuscheltiere
- Aromaverbreiter und Duftöllampen
- Klangkugeln
- Windglockenspiele
- gezielter Einsatz von Musik nach biografischen Vorgaben oder von Geräuschen, wie Wald-, Meeresgeräusche oder Vogelzwitschern

Merke: Besonders bei dementiell veränderten Personen ist es erforderlich, die Reaktionen auf die gegebenen Reize genau zu beobachten, um Unsicherheit und Angst zu vermeiden. Snoezelen sollte immer eine

> begleitete Interaktion darstellen und die Gefahr der Reizüberflutung muss im Blick behalten werden.

7.6 24-Stunden-Realitätsorientierungstraining (ROT)

Definition

> Hier werden über den ganzen Tag, von allen an der Pflege und Betreuung beteiligten Personen, regelmäßig Informationen über Zeit, Ort und Person übermittelt. Das 24-Stunden-ROT ist ein Konzept, um verwirrten, an Demenz erkrankten Menschen Orientierungshilfen und damit größere Sicherheit zu vermitteln.

Ziele

- Realitätsbezug verbessern und fördern
- Orientierung erleichtern
- persönliche Identität stärken
- Erfolgserlebnisse ermöglichen
- Selbstvertrauen und Selbstwertgefühl unterstützen und stärken
- Rückzugstendenzen reduzieren

Umsetzung

Die vermittelten Informationen müssen zur Erlebens- und Gedankenwelt des zu Betreuenden passen. In Gesprächen gilt es, möglichst viele Bezüge zur Vergangenheit und Gegenwart herzustellen. Es wird in langsamen, einfachen Sätzen gesprochen. Dem beeinträchtigten Menschen wird mit Ruhe, Geduld und Humor begegnet, Hektik, Druck und »Infantilisierung« muss unbedingt vermieden werden.

Hilfsmittel für die zeitliche Orientierung:

- Uhr mit deutlich erkennbarem Zifferblatt und Zeigern, zentral positioniert
- Kalender mit jahreszeitlich angepassten Bildern
- Zeitungen, Gespräche über aktuelles Geschehen

- Tages- und Wochenstrukturierung, regelmäßig wiederkehrende Aktivitäten täglich zur gleichen Zeit oder am gleichen Wochentag
- Umgebung entsprechend der Jahreszeit oder Festzeiten gestalten

Hilfsmittel für die örtliche Orientierung:

- Funktion eines Raumes muss an der Einrichtung erkennbar sei
- Räume mit Schildern oder Symbolen kennzeichnen
- eigenen Bereich durch persönliche Gegenstände markieren

Hilfsmittel für die personelle Orientierung:

- den beeinträchtigten Menschen stets mit Namen ansprechen, ggf. den eigenen Namen nennen
- Fotos von Angehörigen und Freunden aufstellen, darüber ins Gespräch kommen
- Spiegel verwenden, um eigenes Erkennen zu ermöglichen

Merke: ROT soll die Orientierung des bettlägerigen Menschen verbessern, um die Selbstsicherheit und Selbstbestimmtheit so lange wie möglich zu erhalten. Bei dementiell veränderten Menschen ist es allerdings nur am Anfang der Erkrankung einsetzbar und kann zu Frustrationen führen, wenn die kognitiven Fähigkeiten nicht mehr ausreichend vorhanden sind.

7.7 Milieutherapie

Definition

Milieutherapie ist ein Begriff aus der Psychiatrie und Sozialpsychologie und bedeutet: Eine kleine Gruppe von Menschen, die sich in einer Gemeinschaft zusammenfindet, die aber zeitlich begrenzt ist. Sie wird durch einen therapeutischen Prozess begleitet.

In der stationären Altenpflege spricht man von dem Begriff Milieutherapie, wenn es sich um kleine Wohngemeinschaften für Menschen mit Demenz handelt, die nach standardisierten Pflege- und Betreuungskonzepten arbeiten, um das Wohlbefinden der Menschen mit Demenz zu steigern.

Im Vordergrund stehen der biografische Hintergrund und die individuellen Neigungen. Durch die kleine Gruppe und die innovative Wohnform profitieren die Bewohner mit Demenz, weil von ihnen kein normgerechtes Verhalten eingefordert wird. Überträgt man nun diese Versorgungslandschaft auf bettlägerige Menschen, so bedeutet dies, dass es zu einer veränderten Sicht des Lebensraums »Bett« kommen muss. Hier ist der Ausgestaltung des Zimmers und der Nähe des Bettes besondere Beachtung zu schenken, um die Selbstständigkeit der Menschen, die viel Zeit im Bett verbringen müssen, zu gewährleisten und den Bedürfnissen der Menschen gerecht zu werden (▶ Kap. 4).

Ziele

Durch ein bewusstes Handeln passt sich das Milieu, sprich, die Umgebung und die dort arbeitenden Menschen, dem Erkrankten an. Seine veränderte Wahrnehmung, seine Ressourcen und Verluste werden erkannt und diese Erkenntnisse fließen in das Handeln und Verhalten ein. Die Grundlage ist eine wertschätzende und partnerschaftliche Haltung zwischen allen Beteiligten. Die Anpassung des Milieus steigert sich mit dem Grad der Erkrankung.

Umsetzung

Pflegende und betreuende Mitarbeiter unterstützen den erkrankten Menschen, indem

- Sie eine gleichbleibende, empathische Beziehung zu dem erkrankten Menschen herstellen.
- Sie die Biografie als Voraussetzung für ihr Handeln einsetzen.
- Sie eine Umgebung gestalten, die für den Bewohner stressfrei ist und in der er sich daheim fühlen kann.
- Sie Räume so gestalten, dass viel Individualität und persönliches Leben möglich ist.
- Sie krankheitsbedingte Verluste durch Kreativität, Atmosphäre und Beziehung ausgleichen.

> **Merke:** Die »Häuslichkeit« hat viel Einfluss auf das Wohlbefinden. Hier spiegelt sich ein Teil unserer Persönlichkeit. Gerade wenn Handicaps vorliegen, ist es wichtig, ein Lebensumfeld zu haben, in dem die eigene Selbstständigkeit erhalten bleibt.

8 ABEDLs® nach Monika Krohwinkel

Monika Krohwinkel ist Professorin für Pflege an der Fachhochschule in Darmstadt und entwickelte das Modell der Aktivitäten und existentiellen Erfahrungen des Lebens. Das Modell wurde kontinuierlich weiterentwickelt, sodass wir heute von den ABEDLs® sprechen: den Aktivitäten, Beziehungen und existenziellen Erfahrungen des Lebens. Monika Krowinkel beschreibt in ihrem Pflegemodell ein ganzheitliches Menschenbild mit vier Schlüsselkonzepten, wie Mensch, Umgebung, Pflege, Gesundheit und Krankheit. Der Mensch steht in einer Wechselbeziehung mit den Menschen, die ihn umgeben. Er kann durch seine eigene Integrität wachsen und Entscheidungen treffen. Die Umgebung hat einen bedeutenden Einfluss auf das Wohlergehen des Menschen. Sie kann krank machen oder aber Gesundheit erhalten oder fördern. Die Gesundheit ist ein Grundbedürfnis des Menschen und führt zu Unabhängigkeit und Selbstständigkeit. Mit 13 ABEDLs® werden die ganzheitlichen und ganz eigenen pflegerischen Bedürfnisse des Einzelnen erfasst, um die pflegerische Versorgung darauf abstimmen zu können.

ABEDLs® sind:

- Kommunizieren können
- Sich bewegen können
- Vitale Funktionen aufrechterhalten können
- Sich pflegen können
- Essen und Trinken können
- Ausscheiden können
- Sich kleiden können
- Ruhen und Schlafen können
- Sich beschäftigen können
- Sich als Frau/Mann fühlen können
- Für Sicherheit in der Umgebung sorgen können
- Soziale Bereiche des Lebens sichern können
- Mit existentiellen Erfahrungen des Lebens umgehen können

Dabei ist zu beachten, dass alle 13 Bereiche untereinander in Wechselbeziehung stehen und keines wichtiger oder weniger wichtig ist als das andere.

Im Weiteren werden zu den meisten der oben genannten ABEDLs® praktische Betreuungsangebote beschrieben, die eine individuelle gezielte Beschäftigung ermöglichen, aber natürlich auch noch ganz persönlich angepasst und verändert werden können. Dabei werden die einzelnen, wichtigsten ABEDLs® benannt, weitere können von der Pflege- und Betreuungskraft hinzugefügt werden.

> **Merke:** Die Prozesspflege nach Krohwinkel hat zum Ziel, den pflegebedürftigen Menschen darin zu ermutigen, vorhandene Fähigkeiten zu erhalten und wiederzuentdecken. Die Pflege- und Betreuungskräfte können unter Berücksichtigung der vorliegenden Ressourcen und Problemlagen, anhand der ABEDLs® individuelle Maßnahmen für den Pflegebedürftigen planen, durchführen und evaluieren.

9 Das Strukturmodell

Pflege- und Betreuungskräfte klagen in Einrichtungen immer wieder über die komplexe Dokumentationsarbeit, die sie von dem »Leben mit den pflegebedürftigen Menschen« fernhält. Politik und Wissenschaft haben gehandelt und eine Entbürokratisierung der Pflegedokumentation vorgenommen, um die Arbeitszufriedenheit der Mitarbeiter in Einrichtungen der Altenpflege zu fördern. Gleichzeitig wird mit dem Strukturmodell die Pflege- und Betreuungsarbeit forciert, da jetzt der Pflegebedürftige direkt an dem Prozess der Pflege- und Betreuungsmaßnahmen beteiligt wird. Seine Wünsche und Bedürfnisse werden schon in der Informationssammlung berücksichtigt und falls er diese selbst nicht mehr kommunizieren kann, werden Angehörige oder andere Bezugspersonen hinzugezogen.

Der Pflegeprozess besteht aus der Strukturierten Informationssammlung, dem Maßnahmenplan, dem Berichteblatt und der Evaluation. Als Zusatzdokument gibt es noch den Risikoplan, wenn Menschen z. B nicht mehr trinken, sturzgefährdet sind oder andere Risikofaktoren haben. Durch die gemeinsame Kommunikation wird von Beginn des Pflegeprozesses an nun ein passgenauer, individueller Maßnahmenplan für die Pflegebedürftigen erstellt, der natürlich kontinuierlich evaluiert wird.

Der Maßnahmenplan setzt sich aus den Informationen der unten aufgeführten Themenfelder und den Angaben des zu Pflegenden oder des Angehörigen zusammen und berücksichtigt die fachliche Einschätzung der Pflegefachkraft und das Risikomanagement. In der Übersicht die Themenfelder mit den dazu gehörenden Piktogrammen (▶ Tab. 1).

Das Strukturmodell fördert die individuelle Pflege und Betreuung, da es die Wünsche des Pflegenden berücksichtigt. Es fördert die qualifizierte Arbeit der Mitarbeiter in den verschiedenen Einrichtungen , da das Wissen und die Erfahrung der Pflegefachkraft hilft, mit dem Pflegebedürftigen innerhalb der Themenfelder persönliche Einschätzungen zum Hilfebedarf zu erkennen und anzunehmen. Mechanisches Abhaken von erbrachten Leistungen wird nicht mehr gefordert. Rechtliche, berufsethische Rahmenbedingungen und Anforderungen der Krankenkassen und der Wohnpflegegesetze sind durch die Logik der Planung des Pflegeprozesses und durch das Berichteblatt berücksichtigt.

9 Das Strukturmodell

Kognitive und kommunikative Fähigkeiten	
Mobilität und Beweglichkeit	
Krankheitsbezogene Anforderungen und Belastungen	
Selbstversorgung	
Leben in sozialen Beziehungen	
Häuslichkeit	

Tab. 1: Übersicht der Themenfelder

Merke: Das Strukturmodell vereinfacht die Dokumentationsarbeit, es berücksichtigt die Wünsche des Pflegebedürftigen und fördert die Fachlichkeit der Pflege- und Betreuungspersonen.

In unserem Aktivierungsteil finden Sie am Ende der Übungen jeweils ein Piktogramm zur Einordung der Maßnahme in eines oder mehrere Themenfelder.

10   Praktische Übungen

 Übung 1: Kindheit und Spielen erinnern

Ziel:

- Kommunikation ist angeregt
- Konzentration ist gefördert
- Erinnerungen sind wachgerufen

Vorbereitung:

Die betreuende Person überlegt, fragt nach bei ihm selbst oder bei Angehörigen, welche Spielzeuge der Bettlägerige in seiner Kindheit gehabt haben könnte. Er besorgt diese oder ähnliches, greift auf Fotos zurück, oder verschafft sich Informationen zu dem gesuchten Gegenstand.

Durchführung:

Mit dem Betrachten des Gegenstandes oder der Fotos, dem Anfassen, dem Riechen werden Erinnerungen ausgelöst, die mit Fragen zu unterstützen sind.
»Hatten Sie früher Zeit zu spielen oder mussten sie immerzu arbeiten?« »Haben Sie den Gegenstand von ihren Eltern bekommen oder von einer anderen Person.« »Freuen Sie sich, wenn Sie an diese Zeit denken?« »Was erinnern Sie aus dieser Zeit?«

Der Mensch, der nicht mobil ist, führt Regie in diesem Gespräch. Es ist darauf zu achten, wie viel Hilfe er bei der Kommunikation braucht, was er sagt und in welche Richtung er das Gespräch lenkt.

Besonderheiten:

Relevante Daten zur Biografie oder zu wichtigen Lebensereignissen werden in der Dokumentation vermerkt. Spaß und Kurzweil.

Strukturmodell:

ABEDL®:

- Kommunizieren können

Übung 2: Was ich mag und was nicht

Ziel:

- Kommunikation ist gefördert
- Konzentration ist gesteigert
- Kreativität ist angeregt
- Lebensziele und Werte sind deutlich
- Selbstbewusstsein ist gestärkt

Vorbereitung:

Die betreuende Person bereitet einen Fragebogen vor, der aus angefangenen Sätzen besteht. Die Themen sollten sich an der Biografie des betreuten Menschen orientieren. Hier greift sie das Thema Religion auf, von dem sie weiß, dass es den Menschen berührt, mit dem sie sprechen möchte. Ein Beispiel:

- Im Gottesdienst finde ich...
- Ich gehe gern zur Kirche...
- Früher habe ich als Kind oft im...

Durchführung:

Nun tauschen beide Kommunikationspartner ihre Erfahrungen mit dem gemachten Thema aus. Man kommt ins Gespräch und erfährt eine Vielzahl von Ansichten und Meinungen. Auch hier gilt wieder: der bettlägerige Mensch führt Regie, das Medium ist ein Einstieg und das Gespräch kann ganz anders verlaufen als man gedacht hat.

Besonderheiten:

Der Weg ist das Ziel!
Aus den gemachten Erkenntnissen kann unter Umständen ein neues Angebot abgeleitet werden. Überprüfung der Pflegeplanung.

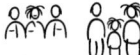

Strukturmodell:

ABEDL®:

- Kommunizieren können
- Mit existenziellen Erfahrungen des Lebens umgehen können
- Soziale Bereiche des Lebens sichern können

Übung 3: Erzählen wir uns eine Geschichte mit R

Ziel:

- Kommunikation ist gefördert
- Konzentration ist gesteigert
- Kreativität ist angeregt
- Spaß ist gegeben
- Phantasie wird gesteigert

Vorbereitung:

Ein Blatt und ein Stift werden gebraucht. Feste Unterlage zum Schreiben ist nötig.

Durchführung:

Gemeinsam versuchen der Betreuende und der Bettlägerige eine Geschichte zu erdenken, indem jeder abwechselnd ein Wort mit R aussucht, das dem Verlauf und dem Sinn einer Geschichte entspricht. Das Spiel endet, wenn kein Wort mehr gefunden werden kann. Jeder andere Buchstabe ist auch möglich. Die Geschichte kann komisch oder auch tragisch werden, seien Sie offen.

Besonderheiten:

Besonders geeignet bei Menschen, die früher viel mit Sprache gearbeitet haben.

Strukturmodell:

ABEDL®:

- Kommunizieren können
- Sich beschäftigen können

Übung 4: Geräuschen lauschen, zuordnen, darüber sprechen, genießen

Ziele:

- Wahrnehmungsfähigkeit ist gefördert
- Reizarmut ist vorgebeugt
- Verbindung mit der Außenwelt ist unterstützt

Vorbereitung:

Mit einem Diktiergerät/Rekorder oder dem Handy Geräusche des täglichen Lebens aufnehmen: z. B. Kinderspielen, Sportveranstaltung, Straßengeräusche, Wasserrauschen, Nachrichtensendung, Hunde bellen, Rasenmäher, Regen, Gewitter, Waldgeräusche, Vogelzwitschern, Waschmaschine etc. oder entsprechende CD besorgen.

Durchführung:

Geräusche werden einzeln vorgespielt, ggf. wiederholen, Reaktion/Wohlbefinden des bettlägerigen Menschen beobachten; Lautstärke anpassen, ihn fragen, ob er das Geräusch kennt, woher es ihm vertraut ist, was er dabei empfindet, darüber ins Gespräch kommen.

Zum Ausklang entspannende oder für die Person positiv belegte Geräusche vorspielen, z. B. Meeresrauschen.

Besonderheiten:

Zeit geben, ruhige entspannte Atmosphäre schaffen, nicht zu viele Geräusche anbieten (ca. 3), lieber öfter kurze Einheiten ermöglichen.

Strukturmodell:

ABEDL®:

- Kommunizieren können
- Soziale Bereiche des Lebens sichern können

Übung 5: Redewendungen/Sprichwörter erinnern, ergänzen, darüber sprechen

Ziele:

- kognitive Ressourcen sind gefördert
- Kennenlernen, Nähe und Vertrauen sind unterstützt

Vorbereitung:

Sprichwörter und Redewendungen sammeln, auflisten, evtl. nach Oberbegriffen ordnen, wie z. B. Thema Tiere

- der frühe Vogel fängt den Wurm
- lieber den Spatz in der Hand als die Taube auf dem Dach
- der Kater lässt das Mausen nicht
- bei Nacht sind alle Katzen grau
- eine Schwalbe macht noch keinen Sommer
- wenn es dem Esel zu wohl wird, geht er auf das Eis
- sich wohl fühlen wie ein Fisch im Wasser

Durchführung:

Je nach Fähigkeit, Motivation und Tagesform kann die Übung variiert werden, z. B. ersten Teil vorgeben und dann ergänzen lassen, Sinn des Sprichwortes erklären und dann raten lassen oder selbständig Sprichworte nennen lassen

- über deren Bedeutung austauschen, eigene Meinung dazu äußern lassen
- und auch ruhig mal die Rollen tauschen

Besonderheiten:

Über- und Unterforderung vermeiden, entspannte, humorvolle Atmosphäre schaffen, Leistungen loben, anerkennen, Dauer der Übung max. 20 Minuten.
Abwandlung: bekannte Liedertexte oder Gedichte verwenden

Strukturmodell:

ABEDL®:

- Kommunizieren können
- Sich beschäftigen können

Übung 6: Gegenstände ertasten, raten, Spaß haben

Ziele:

- Wahrnehmungsfähigkeit ist gefördert
- Motivation ist verbessert
- Sinneskanäle sind belebt

Vorbereitung:

Kleine Säckchen, ca. 10 x 20 cm nähen (lassen – es ist eine häufige Ressource vieler weiblicher Bewohner, die die Aufgabe mit Freude übernehmen) und mit verschiedenen Gegenständen des täglichen Bedarfs füllen, wie z. B. Wäscheklammern, Muscheln, kleine Steine, Kastanien, Tannenzapfen, Nudeln, Bohnen, Münzen, Lockenwickler, Streichhölzer, Watte, Garnröllchen, Knöpfen, Korken etc.
Die Säckchen werden mit einem bunten Band oder einer Kordel verschlossen.

Durchführung:

Säckchen mit einer oder beiden Händen ertasten lassen, ggf. Tipps geben, bei Benennungsdefiziten, Wortfindungsstörungen auf nonverbale Ausdrucksmöglichkeiten zurückgreifen.
Wenn der Gegenstand erraten wurde, kann das Säckchen geöffnet und das Ergebnis überprüft werden.

Besonderheiten:

Das richtige Ergebnis steht nicht im Vordergrund! Spüren, sinnliche Wahrnehmung, Kreativität und Spaß am Tun sollen Priorität haben.
   Abwandlung: große Schüssel mit Linsen o.ä. füllen und dort unterschiedliche Gegenstände »verstecken«, die dann ertastet und erraten werden können.

Strukturmodell: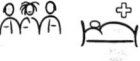

ABEDL®:

- Kommunizieren können
- Vitale Funktionen des Lebens aufrechterhalten können
- Sich bewegen können

Übung 7: Sagen wir es ohne Worte

Ziel:

- Beweglichkeit ist hergestellt
- Aufmerksamkeit ist gefördert
- Muskelpartien sind angespannt und gelockert
- Spaß ist vermittelt
- Kognitiven Fähigkeiten sind gestützt

Vorbereitung:

Überlegung, welche Arten der Körpersprache im Hinblick auf Mimik und Gestik es gibt, gegebenenfalls diese aufschreiben.
Ich muss die kognitiven Fähigkeiten des Menschen berücksichtigen.

Durchführung:

Ich fordere die Person auf, meine gesprochenen Sätze in Zeichensprache umzusetzen und mache die erste Übung vor. Einige Beispiele:

- Ich will nichts hören
- Ich will nichts sehen
- Hier riecht es streng
- Der ist ja plemplem
- Ich fühle mich eingesperrt usw.

Besonderheiten:

Schauen Sie sich gemeinsam ein Buch über Körpersprache an oder sprechen Sie über Erlebnisse, wo Körpersprache und verbale Ausdrucksform nicht übereinstimmten. Benutzen Sie unter Umständen einen Spiegel, um den Ausdruck sichtbar zu machen.

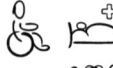

Strukturmodell:

ABEDL®:

- Kommunizieren können
- Vitale Funktionen des Lebens aufrechterhalten können
- Sich bewegen können

Übung 8: Alle Vögel fliegen hoch

Ziel:

- die Beweglichkeit von Armen und Oberkörper ist gefördert
- das Wohlbefinden ist gesteigert
- Muskulatur ist aufgebaut

Durchführung:

Der bettlägerige Spieler wird in eine Sitzposition gebracht.
Das Spiel wird erklärt, indem der bettlägerige Mensch erfährt, dass er bei allen Gegenständen (Rakete) oder Tieren (Vogel), die fliegen können, die Hände hoch über den Kopf nehmen muss. Bei allen Tieren oder

Gegenständen, die nicht fliegen können, bleiben die Hände auf der Bettdecke. Der Spielleiter nimmt immer die Hände hoch, um den Pflegebedürftigen zum Mitmachen und zum Denken anzuregen.

Besonderheiten:

Bitte unbedingt auf die Kondition und das Tempo des bettlägerigen Spielers achten, die Übung ist anstrengend. Alles ist steigerungsfähig. Also, Pausen einrichten und Arme ausschütteln.

Strukturmodell: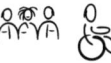

ABEDL®:

- Kommunizieren können
- Vitale Funktionen des Lebens aufrechterhalten können
- Sich bewegen können

Übung 9: Ball spielen

Ziele:

- Beweglichkeit ist verbessert und gefördert
- Koordination ist verbessert und gefördert
- Reaktionsvermögen ist verbessert und gefördert
- Lebendigkeit und Lebensfreude sind verbessert

Vorbereitung:

Weiche und leichte Bälle von unterschiedlichem Material und Größe besorgen, z. B. Schaumstoffball, Wasserball, Igelball, Luftballons. Bewegungsfreiheit ermöglichen

Durchführung:

Person über das Spiel informieren, ihm/ihr einen Ball zeigen, anfassen und ggf. werfen lassen, vorsichtig zu ihm/ihr werfen, vorher Blickkontakt aufnehmen, unterschiedliche Bälle verwenden.

Besonderheiten:

Reaktion beobachten, Wurfstärke und Abstand den Möglichkeiten anpassen.

Abwandlung: machen Sie doch mal eine richtige Kissenschlacht mit mehreren kleinen Kissen. Hindernisse werden aber vorher besser aus dem Weg geräumt.

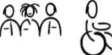

Strukturmodell:

ABEDL®:

- Kommunizieren können
- Vitale Funktionen des Lebens aufrechterhalten können
- Sich bewegen können

Übung 10: »Komm tanz mit mir«

Ziele:

- Beweglichkeit ist gefördert
- Körperwahrnehmung ist verbessert
- Nähe und Vertrauen ist hergestellt

Vorbereitung:

Geeignete Musik nach Vorlieben bzw. biografischen Informationen auswählen.

Durchführung:

Person über die Übung informieren, langsam einstimmen, eventuell mitsingen, bettlägerigen Menschen an beide Hände nehmen und langsame rhythmische Armbewegungen durchführen. Bewegungsspielraum herausfinden und ggf. ausdehnen. Eigene Position verändern, um mehr Bewegungsmöglichkeiten zu bieten. Bei Möglichkeit Beine und Füße mit einbeziehen, dabei Füße an den Fersen und Knöcheln stabil halten und Beine leicht schwingen.

Besonderheiten:

Reaktion beobachten, Grenzen wahrnehmen und respektieren, Eigenbewegungen und Initiative unterstützen, loben. Entspannte heitere Atmosphäre schaffen.

Abwandlung: sanftes, passives Durchbewegen der Extremitäten zur Musik

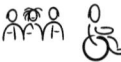

Strukturmodell:

ABEDL®:

- Kommunizieren können
- Vitale Funktionen des Lebens aufrechterhalten können
- Sich bewegen können

Übung 11: Mit den Fingern das Alphabet darstellen

Ziele:

- Feinmotorik ist erhalten und gefördert
- Koordinationsfähigkeit ist gefördert
- kognitive und kreative Ressourcen sind gefördert

Vorbereitung:

Rückenlagerung, Oberkörper erhöht, Hände, Finger aufwärmen: Hände reiben, Fäuste ballen, Hände und Finger soweit es geht ausstrecken.

Durchführung:

Bettlägerigen Menschen über das Spiel informieren. Kreativität und Spaß an der Freud sind gefordert. Geeignet sind die Großbuchstaben des gedruckten Alphabets.

z. B. A: Zeige- und Mittelfinger der linken Hand ausstrecken und spreizen, restliche Finger werden eingezogen. Mit dem Zeigefinger der rechten Hand wird die Querlilie gebildet.

z. B. B: Zeigefinger und Daumen beider Hände bilden einen Kreis und werden aneinandergelegt.

z. B. C: Daumen und Zeigefinger der linken Hand bilden einen Halbkreis.

Wenn das Alphabet klappt, können einzelne Worte gebildet werden. »Lesen« und raten Sie abwechselnd.
Danach die Hände ausschütteln und entspannen.

Besonderheiten:

Spielerisch vorgehen, auch hier ist das Motto: der Weg ist das Ziel! Überforderung vermeiden, Spieldauer max. 15–20 Minuten.

Strukturmodell:

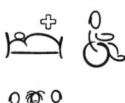

ABEDL®:

- Kommunizieren können
- Vitale Funktionen des Lebens aufrechterhalten können
- Sich bewegen können

Übung 12: Ganzkörperausstreichung mit Öl

Ziel:

- Körpergrenzen sind spürbar gemacht
- Körperwahrnehmung ist verbessert
- Zuwendung und Wohlbefinden sind vermittelt
- Wohlbefinden

Vorbereitung:

Raum sollte angenehm warm sein, Öl-Duft nach biografischen Vorlieben oder direkt mit der zu betreuenden Person auswählen, Öl im Wasserbad leicht anwärmen, Person mit größtem Schutz der Intimsphäre auskleiden, Intimbereich und Brust mit angewärmtem Handtuch abdecken, Rückenlagerung, Kopf leicht erhöht, auf eigene warme Hände achten.

Durchführung:

Öl in den eigenen Handflächen verteilen, dann bei den Händen beginnend Arme bis zu den Schultern ausstreichen mit langsamen ruhigen Bewegungen, mehrmals wiederholen. Die Handflächen mit leichtem Druck gegen die Fußsohlen halten, dann von den Füßen aufwärts die Beine ausstreichen, über die Hüften die Flanken ausstreichen, Körpergrenzen wahrnehmen lassen, Bauch ausstreichen, Bewegung an den Schultern ausklingen lassen. Person wenn möglich in 90°-Seitenlagerung bringen und Rücken vom Gesäß nach oben mit sanftem Druck in gleicher Weise behandeln. Danach Person wieder in Rückenlage bringen, Kopf ist in angenehmer Position gelagert, warm zudecken.

Besonderheiten:

Ruckartige, hastige Bewegungen vermeiden, immer eine Hand am Körper lassen, Reaktion genau beobachten und eigenes Verhalten und Handeln anpassen. Nach 20 Minuten Ruhezeit ankleiden.

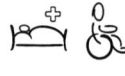 **Strukturmodell:**

ABEDL®:

- Kommunizieren können
- Sich pflegen können
- Vitale Funktionen des Lebens aufrechterhalten können
- Sich als Mann/Frau fühlen können

Übung 13: Orientalisches Erleben

Ziel:

- Kreativität ist angeregt
- Antriebe sind gefördert und gesteigert
- Spaß ist gegeben
- Erinnerungen sind wiederbelebt

Durchführung:

Das Zimmer mit dem Bett wird gut aufgeheizt, warm beleuchtet und mit farbigen Tüchern ausgestattet, so dass der Erkrankte Erinnerungen an den Orient bekommt. Es werden Duftlampen aufgestellt und morgenländische Musik eingespielt. Der Erkrankte wird auf Wunsch mit verschiedenen Cremes oder Parfüms eingerieben. Es gibt heißen Tee und allerlei Gebäck. So entsteht eine ganz besondere Atmosphäre.

Besonderheiten:

Wenn dies dem Bettlägerigen gutgetan hat, kann man das Motto wechseln, z. B. Wellness in den Bergen oder südländische Gerüche (Zitronenöl) und Kräuter.

Strukturmodell:

ABEDL®:

- Kommunizieren können
- Sich pflegen können
- Vitale Funktionen des Lebens aufrechterhalten können
- Sich als Mann/Frau fühlen können

Übung 14: Was mag ich auf meiner Haut

Ziel:

- Antrieb ist gefördert und gesteigert
- Spaß ist ermöglicht
- Erinnerungen sind wiederbelebt
- Körpergefühl ist hergestellt

Durchführung:

Der Betreuende bietet unterschiedliche Massageroller, Bürsten und Rubbelgegenstände an, durch welche die Durchblutung gesteigert und die Haut aktiviert werden kann. Mit dem Angebot von Pinseln, Federn und weichem Tuch kann die Haut sensibilisiert werden. Nun werden alle Dinge ausprobiert und der Erkrankte sagt, was ihm gefällt und was nicht. Man spricht darüber was früher die Haut aktiviert hat (Schnee, Wechseldusche, Haarwasser für die Haare oder andere Kräuteressenzen).

Nach dieser aktivierenden Behandlung wird die Haut mit einer Creme beruhigt. Hier sehr gut auf die Körpersignale achten.

Besonderheiten:

Der Erkrankte kann überlegen, wenn ihm die Aktivierung gutgetan hat, was er als Pflegeritual beibehalten möchte.

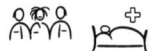

Strukturmodell:

ABEDL®:

- Kommunizieren können
- Sich pflegen können
- Vitale Funktionen des Lebens aufrechterhalten können
- Sich als Mann/Frau fühlen können

Übung 15: Berufe raten, die mit Schönheit und Pflege zu tun haben

Ziele:

- Interesse und Freude an der Selbstpflege sind verbessert
- biografische Informationen sind ermittelt
- kognitive und kreative Ressourcen sind gefördert

Vorbereitung:

Berufe bzw. Tätigkeiten sollen mit Hilfe typischer Utensilien dargestellt und erraten werden. Benötigte Hilfsmittel zusammenstellen und bereitlegen.
Frisör: Lockenwickler, Kamm, Frisierumhang, Haarspray
Maniküre: Feile, Nagellack, Nagelschere
Pediküre: Hornhautfeile, Bimsstein, Nagelzange, Fußcreme
Kosmetikerin: Cremes, Pinzette, Watte, Lidschatten, Lippenstift
Kosmetikverkäuferin: Parfüms, Cremes, Seife

Durchführung:

Das Spiel erklären, dann pantomimisch und unter Einbeziehung der bereitgestellten Materialien den Beruf darstellen und raten lassen. Darüber ins Gespräch kommen, Vorlieben und frühere Gewohnheiten ermitteln.

Besonderheiten:

Neue biografische Informationen dokumentieren, sie können auch für die nächste Übung verwendet werden.

Strukturmodell:

ABEDL®:

- Kommunizieren können
- Sich beschäftigen können

Übung 16: Kosmetikstudio = das Verwöhnprogramm

Ziele:

- Wohlbefinden und Selbstwertgefühl sind gesteigert
- individuelle Pflege ist ermöglicht
- Identität und persönlicher Ausdruck sind gestärkt

Vorbereitung:

Anhand biografischer Informationen oder im direkten Gespräch kosmetische und pflegerische Vorlieben ermitteln. Dann Cremes, dekorative Kosmetik (Lippenstift, Rouge, Lidschatten, Nagellack), Parfüm bereitstellen. Ruhige angenehme Atmosphäre schaffen.

Durchführung:

Bereitgelegte Pflegemittel zeigen, anfassen und auswählen lassen. Dann den Wünschen entsprechend vorgehen: z. B. Hände eincremen und massieren, Nägel lackieren, ggf, Lippenstift, Rouge, Lidschatten auftragen, wenn erwünscht Gesicht eincremen und massieren, frisieren, regelmäßig einen Spiegel anbieten, damit das Geschehen an sich selbst nachvollzogen werden kann.

Bei Männern kann anstelle der dekorativen Kosmetik eine gründliche Rasur und die Verwendung eines Aftershaves angeboten werden.

Besonderheiten:

Diese Übung erfordert viel Vertrauen und einen sensiblen Umgang mit dem Thema Nähe und Distanz. Ausdruck und Reaktionen des bettlägerigen Menschen genau beobachten, akzeptieren und feinfühlig damit umgehen.

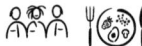

Strukturmodell:

ABEDL®:

- Kommunizieren können
- Sich pflegen können
- Vitale Funktionen des Lebens aufrechterhalten können
- Sich als Mann/Frau fühlen können

Übung 17: Waschen und Pflegen – damals und heute

Ziele:

- Interesse und Freude an der Selbstpflege sind verbessert
- Motivation ist gesteigert
- Identität und persönlicher Ausdruck sind erhalten

Vorbereitung:

Früher verwendete Pflegeutensilien besorgen, wie z. B. alte Waschschüssel, Kanne (Flohmarkt), Fotos von alten Badezubern, Kernseife, Nivea creme, Uralt Lavendel, Kölnisch Wasser etc.
Materialien in erreichbarer Nähe des bettlägerigen Menschen aufbauen.

Durchführung:

Gegenstände erkunden und anfassen lassen, riechen, cremen etc.
Darüber ins Gespräch kommen. Wie und womit hat man sich früher gepflegt, was gab es für »Hilfsmittel«, was gibt es heute?

Früher:	Heute:
1x pro Woche baden	tägliches Duschen
Haarwäsche alle 1–2 Wochen	tägliches Haarewaschen
Kernseife	Duschgels, Shampoos
Reispuder	Make-up

Wangenkneifen	Rouge
auf die Lippen beißen, befeuchten	Lippenstift, Gloss
Waschschüssel	Waschbecken
Holzzuber	Whirlpool

Besonderheiten:

Neue biografische Informationen dokumentieren.
Bei dieser Übung können viele Erinnerungen hochkommen, unterbrechen Sie Erzählungen nicht, lassen Sie auch ungute Erinnerungen zu, reden entlastet.

Strukturmodell:

ABEDL®:

- Kommunizieren können
- Sich pflegen können
- Sich als Mann/Frau fühlen können

Übung 18: Frisuren im Wandel der Zeit

Ziele:

- Interesse an Selbstpflege ist geweckt
- neue Impulse sind vermittelt
- Akzeptanz und Wertschätzung sind vermittelt

Vorbereitung:

Fotos, Bilder möglichst aus verschiedenen Jahrzehnten sowie Kamm, Bürste, Haarspangen und Spiegel bereitlegen.

Durchführung:

Schauen Sie sich die Bilder gemeinsam an und kommen Sie darüber ins Gespräch. Welche Frisur wurde in der Kindheit, Jugend und als Erwachsene getragen? Trugen Sie die Haare lang? Welche Möglichkeiten des Flechtens kennen Sie? In den 60er-Jahren wurden die Haare toupiert, haben Sie solche und ähnliche Moden mitgemacht? Wann gab es die erste Dauerwelle und wie wurden früher Locken fabriziert? Schwelgen Sie in der Erinnerung. Vielleicht bekommen Sie Lust zu experimentieren, probieren Sie unterschiedliche Frisuren aus: den Scheitel mal auf der anderen Seite, Haare ins oder aus dem Gesicht kämmen, toupieren etc.

Besonderheiten:

Gehen Sie spielerisch und humorvoll vor. Diese Übung soll einfach nur Spaß machen und dem Betreuten das Gefühl vermitteln wahrgenommen und akzeptiert zu sein.

 **Strukturmodell:**

ABEDL®:

- Kommunizieren können
- Sich pflegen können
- Sich als Mann/Frau fühlen können

 ## Übung 19: »Trockenkochen«

Ziel:

1. Kreativität ist angeregt
2. Antriebe sind gefördert und gesteigert
3. Spaß ist ermöglicht
4. Erinnerungen sind wiederbelebt

Durchführung:

Der Betreuende schlägt dem Bettlägerigen vor, ein Dinner zu gestalten. Es werden die einzelnen Gänge festgelegt, die Dekoration geplant und eine imaginäre Einkaufsliste erstellt. Dies geschieht alles auf einem großen Plakatkarton. Das Kochen geschieht ebenso in der Fantasie wie auf dem Papier. Je nachdem wie weit das Spiel ausgedehnt werden soll, können auch Töpfe, Gemüse usw. aus Zeitungen ausgeschnitten und aufgeklebt werden.

Besonderheiten:

Man kann dieses Spiel auch einfacher gestalten, je nach den Fähigkeiten und Möglichkeiten des Erkrankten z. B. einen Eintopf oder ein Puddinggericht.
Als Ergänzung kann im Anschluss fotografiert werden. Bei sehr viel Spaß an dieser Methode kann ein Kochbuch entstehen.

 Strukturmodell:

 ABEDL®:

- Kommunizieren können
- Essen und Trinken können

Übung 20: Mein Lieblingsgericht

Ziel:

- Kreativität ist angeregt
- Antriebe sind gefördert und gesteigert
- Freude ist gegeben
- Erinnerungen sind wiederbelebt
- Appetit ist geweckt

Durchführung:

Dieses Angebot bietet sich an, wenn der Erkrankte wenig oder gar nicht mehr essen möchte. Zuerst findet man heraus, was früher besonders gerne gegessen wurde. Gemeinsam überlegt man, welche Zutaten benötigt werden, um das Gericht herzustellen. Der Betreuende kauft ein und installiert eine Kochplatte in Bettnähe. Nun wird gemeinsam, soweit das möglich ist, das Gericht hergestellt und verzehrt. Das gemeinsame Essen mit schönem Geschirr, bei Kerzenschein und angenehmer Musik wirkt appetitanregend.

Besonderheiten:

Oftmals reicht schon ein kleines Gericht wie eine Puddingspeise oder ein Pfannkuchen. Wichtig ist, dass ein angenehmer Geruch entsteht und es »wie bei Muttern« ist.

Strukturmodell:

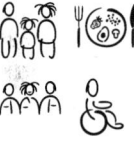

ABEDL®:

- Kommunizieren können
- Essen und Trinken können

Übung 21: Obstsaftbar

Ziel:

- Fantasie ist geweckt
- Motivation ist angeregt
- Erinnerungen sind wiederbelebt
- Durst ist gefördert
- Vorbereitung:
- Saftpresse, Obst, was gegessen werden kann (Allergien usw.), Messer, Schneidebretter

Durchführung:

Trinken ist für Menschen, die im Bett liegen, oft ein notwendiges Übel. Um den Spaß daran zu steigern, bringt man verschiedene Obstsorten mit und schneidet sie klein. Sie werden nun in einer Obstpresse zu Saft verarbeitet und unterschiedlich gemischt. So entstehen unterschiedliche Saftkombinationen. Nun kann man noch ein Plakat herstellen, auf dem man die Säfte anpreist. Jeder bekommt so einen selbst gemixten Saft und der Bettlägerige viel Beifall für die Herstellung.

Besonderheiten:

Auch hier kann unter Umständen ein kleines Saft-Buch entstehen, an dem man in der Zukunft anknüpfen und weiterarbeiten kann.

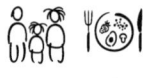

Strukturmodell:

ABEDL®:

- Kommunizieren können
- Essen und Trinken können

Übung 22: Gewürze und Kräuter sehen, riechen und erraten

Ziele:

- Appetit ist angeregt
- Freude am Essen ist unterstützt
- biografische Informationen sind ermittelt
- unterschiedliche Sinneskanäle sind angesprochen

Vorbereitung:

Stark duftende und bekannte Kräuter besorgen, wie z. B. Petersilie, Dill, Schnittlauch, Zwiebel, Knoblauch, Anis, Kümmel, Rosmarin, Pfefferminze, Zimt, Lavendel und in kleinen Schüsseln oder auf Untertassen anrichten. Diese Übung eignet sich besonders für den Sommer, wo man vielleicht das ein oder andere Kraut im Garten findet.

Durchführung:

Kräuter und Gewürze gut erreichbar vor ihm aufstellen. Nun anschauen, riechen, schmecken lassen. Welche Kräuter, Gewürze kennt man? Und wie heißen sie? Wofür werden sie verwendet? Was wird gern gemocht und was nicht?

Besonderheiten:

Neue biografische Informationen dokumentieren. Neu ermittelte Vorlieben sollten bei der Zubereitung von Speisen ab jetzt berücksichtigt werden. Beispielsweise kann bei einer Vorliebe für Zimt der Kaffee oder die Quarkspeise beim nächsten Mal mit etwas Zimt verfeinert werden.

Strukturmodell:

ABEDL®:

- Kommunizieren können
- Essen und Trinken können

Übung 23: Das ABC der Lebensmittel

Ziele:

- Appetit ist angeregt
- Vorlieben sind ermittelt
- kognitive Ressourcen sind gefördert

Vorbereitung:

Diese Übung kommt gänzlich ohne Vorbereitung aus und kann daher auch mal »rasch« zwischendurch angeboten werden.

Durchführung:

Bettlägerigen Menschen in eine bequeme Haltung bringen, die einen guten Kontakt ermöglicht. Über das Spiel informieren und erklären: Es sollen zu jedem (oder fast jedem) Buchstaben des Alphabets ein oder mehrere Nahrungsmittel genannt werden.
A – Ananas, Aprikose
B – Banane, Bier, Butter
C – Clementine, Cayennepfeffer
D – Dinkel, Dattel
E – Emmentaler, Eier, Endivie
F – Fisch, Fett,
G – Grünkohl, Graupen, Gänseleber
H – Holunder, Hefe, Hasenbraten
I – Instantsuppe, Ingwer

J – Jägerschnitzel, Jagdwurst, Johannisbeere usw.

Besonderheiten:

Auch hier Überforderung vermeiden, spielerische, humorvolle Atmosphäre schaffen, Leistungen loben und anerkennen. Neue biografische Informationen dokumentieren.

Strukturmodell:

ABEDL®:

- Kommunizieren können
- Essen und Trinken können

Übung 24: Was sind eigentlich gesunde Lebensmittel?

Ziele:

- Appetit ist angeregt
- relevante Informationen sind vermittelt
- persönliche Vorlieben und Abneigungen sind ermittelt

Vorbereitung:

Es werden Karten hergestellt, die unterschiedliche Lebensmittel darstellen, wie zum Beispiel Weißbrot, Vollkornbrot, Eier, verschiedenes Gemüse und Früchte, Wurst, Käse, Fisch, Fleisch, Hülsenfrüchte, Kuchen, Knabbergebäck. Dies kann durch einfache Beschriftung sein, Sie können die Nahrungsmittel aber auch malen, ausschneiden und aufkleben etc.

Durchführung:

Die Karten können nun gemeinsam angesehen und besprochen werden. Welche der abgebildeten Lebensmittel gelten als besonders gesund, welche weniger?
   Welche enthalten besonders viel Vitamin C? (Paprika, Orangen, Zitronen, Sauerkraut, Kiwi) Welches sind eiweißreiche Lebensmittel? (Fisch, Fleisch, Hülsenfrüchte) Und welche Lebensmittel müssen gegessen werden um ausreichend Kalzium aufzunehmen? (Milch, Käse, Quark, Joghurt) Die Karten können auch nach den Vorlieben und Abneigungen des Betreuten sortiert werden.

Besonderheiten:

Neue individuelle Informationen dokumentieren und in die Betreuung und Versorgung einfließen lassen. Dieses Angebot kann zusätzlich bereichert werden, indem gesunde »Häppchen«, wie Käsewürfel, Tomate, Kiwi, Banane angeboten werden oder ein anschließendes Essen nach den Wünschen des Betreuten zusammengestellt wird.

Strukturmodell:

ABEDL®:

- Kommunizieren können
- Essen und Trinken können
- Vitale Funktionen des Lebens aufrechterhalten können

Übung 25: Kostümieren

Ziel:

- Kreativität ist angeregt
- Antriebe sind gefördert und gesteigert
- Begeisterung ist geweckt
- Erlebtes ist erinnert

Vorbereitung:

Schmuck, Kleidungsstücke wie Schals, Jäckchen, Hüte etc. werden besorgt.
  Ebenso können dies Modezeitschriften aus vergangenen Tagen oder Kataloge sein.
  Auch mit den Ausschneidepüppchen, die man früher hatte und anziehen konnte,
    gibt es viel Spaß.

Durchführung:

Da jeder schon mal in seinem Leben eine Prinzessin, Königin oder ein Ritter sein wollte, stellen wir mit dem Erkrankten das Repertoire zusammen, was er braucht. Von Kleidern über Schmuck bis hin zu Schminke etc. Dies kann auf einem Blatt Papier geschehen, mit Hilfe des eigenen Kleiderschrankes oder der Schmuckkassette. Es können aber auch Kataloge, alte Karnevalsfotos usw. benutzt werden.

Besonderheiten:

Der Spaßeffekt ist sehr hoch und somit können zwischendurch immer wieder Fotos gemacht werden, die im Nachhinein noch viele weitere Beschäftigungsmöglichkeiten bieten.

Strukturmodell:

ABEDL®:

- Kommunizieren können
- Sich kleiden können
- Sich als Mann/Frau fühlen können
- Sich beschäftigen können

Übung 26: Shoppen gehen

Ziel:

- Wünsche sind artikuliert
- Selbstbewusstsein ist gefördert
- Spaß wird bereitet
- Kreativität ist gestützt
- Zuordnung von Begriffen, sprachliche Kompetenz wird erhalten

Vorbereitung:

Ein Versandhauskatalog, eine Schere, Kleber

Durchführung:

Der Betreuende stimmt den Erkrankten darauf ein, einen Fantasieeinkauf zu machen. Endlich mal in ein Kaufhaus gehen und Sommer/Wintergarderobe etc. nach Lust und Laune ohne finanzielle Einschränkungen einzukaufen. Die ausgesuchten Teile werden ausgeschnitten und auf Papier aufgeklebt.

Besonderheiten:

Übung gelingt auch mit dementiell erkrankten Menschen. Natürlich können auch andere Einkäufe, wie Möbel etc. anhand des Kataloges getätigt werden.

Strukturmodell:

ABEDL®:

- Kommunizieren können
- Sich kleiden können
- Sich als Mann/Frau fühlen können
- Sich beschäftigen können

Übung 27: Stoffe sehen, tasten und darüber sprechen

Ziele:

- Interesse an eigener Bekleidung ist geweckt
- Ressourcen sind ermittelt
- Sinne sind angeregt

Vorbereitung:

Unterschiedliche Textilien und Stoffreste bereitlegen, wie z. B. Schlafbekleidung aus Frottee, Seide, Satin, Baumwolle, Nicki, mit und ohne Spitze, Stoffreste mit verschiedenen Farben und Mustern.

Durchführung:

Stoffe und Textilien gut erreichbar präsentieren, darin stöbern, anfassen, vergleichen lassen. Darüber ins Gespräch kommen: Wie fühlt es sich an? Was gefällt am besten? Was für Materialien trug man früher, was gibt es heute? Welche Vorlieben bestehen?

Besonderheiten:

Um einen gesunden Tag- und Nachtrhythmus zu unterstützen, morgens und abends die Bekleidung wechseln, dabei die herausgefundenen Vorlieben berücksichtigen. Vielleicht wird tagsüber gerne ein bequemer Nickihausanzug und nachts lieber ein kuscheliges Flanellnachthemd getragen? Finden Sie es heraus!

Strukturmodell:

ABEDL®:

- Kommunizieren können
- Sich kleiden können
- Sich als Mann/Frau fühlen können
- Sich beschäftigen können

Übung 28: Grün, grün, grün sind alle meine Kleider...

Ziele:

- angenehme, entspannte Atmosphäre ist geschaffen
- das An- und Auskleiden ist erleichtert
- kreativer Spielraum ist ermöglicht

Vorbereitung:

Die einzige Vorbereitung besteht darin, dieses Lied zu kennen und den dabei besungenen Farben Berufe zu zuordnen.

Durchführung:

Bei dieser Übung geht es darum, dass häufig mit Scham und unguten Körpergefühlen verbundene An- und Auskleiden spielerisch angenehmer zu gestalten. Das Lied wird gesungen, die dabei besungenen Farben auf die jeweilige Kleidung abgestimmt und passende Berufe dazu ausgesucht. Kreativität und Humor sind gute Begleiter.

Besonderheiten:

Bieten Sie diese Übung zwanglos, fast nebensächlich an. Ausreichend Zeit zur Interaktion ermöglichen, dabei Leistungsdruck vermeiden, Reaktionen stets gut beobachten.

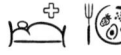
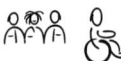

Strukturmodell:

ABEDL®:

- Kommunizieren können
- Sich kleiden können
- Sich als Mann/Frau fühlen können
- Sich beschäftigen können

Übung 29: Mode im Wandel der Zeit – darüber sprechen, lachen, austauschen

Ziele:

- Interesse an eigener Kleidung ist geweckt
- Aktivierung ist gegeben
- Reize sind vermittelt
- Biografische Informationen sind ermittelt

Vorbereitung:

Fotos aus verschiedenen Jahrzehnten, alte und neue Modezeitschriften, Schnittmuster, Seidenstrümpfe, Hut oder dergleichen besorgen.

Durchführung:

Materialien gut erreichbar anbieten, gemeinsam anschauen und darüber ins Gespräch kommen. Was war typisch für die jeweiligen Jahrzehnte? Was hat gefallen oder was sah unmöglich aus? Welche Auswirkungen hatte der 2. Weltkrieg? Wie hat man sich in Zeiten der Armut und des Verzichts beholfen? Erinnern Sie sich an die wilden 60-er Jahre? Was war ihr Lieblingskleidungsstück?

Besonderheiten:

Neue biografische Informationen dokumentieren.
   Bei dieser Übung können viele Erinnerungen hochkommen, unterbrechen Sie Erzählungen nicht, lassen Sie auch ungute Erinnerungen zu, reden entlastet.

Strukturmodell:

ABEDL®:

- Kommunizieren können
- Sich kleiden können
- Sich als Mann/Frau fühlen können
- Mit existentiellen Erfahrungen des Lebens umgehen können

Übung 30: Alte Gebete

Ziel:

- Gelebte Rituale sind genutzt
- Entspannung ist gefördert
- Erinnerungen sind wiederbelebt
- Ruhe ist gegeben

Vorbereitung:

Alte Gebetbücher, Texte aus der Bibel, alte Choräle werden besorgt, eine Kerze im Zimmer entzündet, um eine andächtige Stimmung hervorzurufen.

Durchführung:

Für viele Menschen spielt der Glaube eine wesentliche Rolle in ihrem Leben. Sie erinnern sich an Rituale, Gebetstexte, Lieder usw. Mit dem Glauben kann auch Hoffnung und Zuversicht verbunden sein.

Alte Gebete werden mit dem Bettlägerigen gesprochen, oder sie werden ihm, je nach gesundheitlichen Einschränkungen, vorgetragen. Dies sind z. B. »Müde bin ich geh zur Ruh«, »Gegrüßet seist du Maria«, das »Vater unser« oder ähnliches. Es können auch bekannte Geschichten aus dem Evangelium verwendet werden, wichtig ist, dass sie einen Erinnerungswert haben.

Besonderheiten:

Es kann für den Bettlägerigen ein schönes tägliches Ritual werden und so die Einschlafsituation erleichtern.

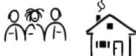

Strukturmodell:

ABEDL®:

- Kommunizieren können
- Ruhen und Schlafen können
- Mit existentiellen Erfahrungen des Lebens umgehen können

Übung 31: Meditation – Ankommen bei sich selbst

Ziel:

- Ruhe ist gegeben
- Entspannung ist gefördert
- Erinnerungen sind belebt
- Körpergefühl ist hergestellt

Vorbereitung:

Das Zimmer wird gelüftet, Störquellen ausgeschaltet, Licht gedämpft, Temperatur angepasst. Ein »Bitte-nicht-Stören«-Schild wird außen an die Tür gehängt. Meditationsübungen können mit geschlossenen Augen aber auch mit offenem Blick durchgeführt werden. Wichtig ist, dass der Erkrankte bequem liegt und gut hören kann.

Durchführung:

Mit Hilfe eines Meditationsbuches oder einem Märchen wird der Bettlägerige auf das Schlafen und den Ruhezustand eingestimmt. Hier werden wichtige biografische Daten berücksichtigt, wie z. B. Kaffee vor dem Schlafengehen, Musik etc. Dieses Ritual wird eingeübt und täglich wiederholt. Zu beachten ist, dass die Stimme beruhigend ist, die Geschichte keine Aufregung verursacht und dass der bettlägerige Mensch genau zu beobachten ist.

Besonderheiten:

Wenn der erkrankte Mensch zur Ruhe kommt, eingeschlafen ist oder sich einfach nur wohl fühlt ist der Sinn der Übung erreicht.

Strukturmodell:

ABEDL®:

- Kommunizieren können
- Ruhen und Schlafen können

Übung 32: Entspannungsbad

Ziel:

- Ruhe ist gegeben
- Entspannung ist vermittelt
- Erinnerungen sind belebt
- Körpergefühl ist herstellt

Vorbereitung:

Das Bad richten, auf die richtige Temperatur achten, Wünsche nach Musik, Düften etc. berücksichtigen. Genug Zeit einplanen.

Durchführung:

Für viele Menschen ist ein Vollbad eine gute Möglichkeit, zu entspannen. Wir motivieren den Bettlägerigen zu dem «Wellness-Abenteuer-Vollbad.» Wir gehen ganz auf die Wünsche des Badenden ein und vermitteln Ruhe und Wohlgefühl. Verkrampfungen werden dann im warmen Wasser gelöst, gute Düfte stimulieren die Seele und geben dem Körper das Gefühl von Sicherheit und Geborgenheit.

Nach dem Bad wird der Bettlägerige sorgfältig eingecremt und zur Nacht gebettet.

Besonderheiten:

Versuchen Sie die richtige Zeitdauer herauszufinden. Jeder Mensch hat seinen eigenen Zeitrahmen.

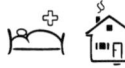

Strukturmodell:

ABEDL®:

- Kommunizieren können
- Ruhen und Schlafen können
- Sich pflegen können
- Sich als Mann /Frau fühlen können

Übung 33: Duftende Einreibung

Ziele:

- Schlaf ist gefördert
- Entspannung ist gefördert
- Zuwendung ist gegeben

Vorbereitung:

Raum sollte angenehm warm sein. Nach Vorlieben oder biografischen Informationen wird eine duftende Körperlotion oder ein Massageöl bereitgestellt. Sehr einfach lässt sich ein Duftöl selbst herstellen, indem ein duftneutrales Jojoba-Öl mit einem beliebigen ätherischen Öl gemischt wird. Zusätzlich kann eine Duftlampe aufgestellt werden, die denselben Duft unterstützend verbreitet. Für den Abend sind besonders »warme« Düfte geeignet, wie z. B. Rose, Vanille, Lavendel.

Durchführung:

Über das Vorhaben informieren, Tagesbekleidung ausziehen, Brust und Intimbereich abdecken. Bei den Schultern beginnend, Arme bis zu den Händen mit sanften ruhigen Bewegungen ausstreichen, in gleicher Weise mit den Beinen, ggf. dem Rücken fortfahren. Die Einreibung sollte immer mit der Haarwuchsrichtung verlaufen, um die beruhigende Wirkung zu unterstützen. Danach Nachtbekleidung anziehen und das Zimmer lüften.

Besonderheiten:

Nutzen Sie die Gelegenheit auch für sich selbst, um zur Ruhe zu kommen! Eigene Stimmlage, Bewegungen, Atmung können jetzt reflektiert und angepasst werden.

Strukturmodell:

ABEDL®:

- Kommunizieren können
- Ruhen und Schlafen können
- Sich pflegen können
- Sich als Mann /Frau fühlen können

Übung 34: Muskelentspannung nach Jacobsen

Ziele:

- Verspannungen sind gelindert
- Entspannung ist unterstützt
- Schlaf ist gefördert
- Unruhe und Erregung sind gemindert

Vorbereitung:

Bettlägerigen Menschen in eine bequeme Rückenlage bringen.

Durchführung:

Durch bewusste Anspannung und anschließende Entspannung bestimmter Muskelgruppen soll eine tiefe, den ganzen Körper betreffende Entspannung erreicht werden. Begonnen wird mit einer Hand, indem eine feste Faust geballt wird, nach 10–15 Sekunden die Spannung wieder lockern, loslassen. In dieser Weise fortfahren: Oberarm, Schulter anspannen, loslassen, Wiederholung mit der anderen Körperseite, dann Füße, Beine, Gesäß an- und entspannen.
   Wichtig dabei ist es, sich auf die einzelnen Zustände von An- und Entspannung zu konzentrieren, sie bewusst wahrzunehmen.

Besonderheiten:

Die Übungszeiten müssen der Konzentrationsfähigkeit entsprechen und sollten nie länger als 20 Minuten dauern.
   Es sollte auf eine gleichmäßige Atmung geachtet werden. Besonders am Anfang des Erlernens dieser Entspannungstechnik besteht die Gefahr, dass während der Anspannungsphase der Atem angehalten wird.

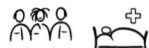

Strukturmodell:

ABEDL®:

- Kommunizieren können
- Ruhen und Schlafen können
- Sich bewegen können
- Vitale Funktionen aufrechterhalten können

Übung 35: Bewusstes Atmen – der Weg zur inneren Ruhe

Ziele:

- Entspannung ist vermittelt
- Schlaf ist gefördert
- Zuwendung und Geborgenheit sind ermöglicht

Vorbereitung:

Das Raumklima sollte angenehm sein, d. h. gut gelüftet und wohlig warm. Leise Meditationsmusik kann die Entspannung unterstützen oder auch behindern, probieren Sie es aus. Lichtquellen sind gedämpft. Der Betreute wird in eine bequeme Rückenlage gebracht.

Durchführung:

Der bettlägerige Mensch wird gebeten, die Augen zu schließen und dazu angeleitet, den eigenen Atem wahrzunehmen und seinem Rhythmus zu folgen ohne ihn beeinflussen oder lenken zu wollen. Nach wenigen Minuten kann dazu übergegangen werden, die Ausatmung zu vertiefen. Lassen sie nachspüren, wie sich der Brustkorb bei der Einatmung weitet und sich der Bauch hebt und senkt. Erinnern Sie daran, Füße, Beine, Hände, Arme, Schultern, Nacken und Kopf zu entspannen. Nach ca. 10 Min. bitten Sie darum, den Raum um sie herum wieder wahrzunehmen, geben Sie die Möglichkeit, sanft von der inneren in die äußere Welt zurückzukehren. Die Augen können wieder geöffnet werden.

Besonderheiten:

Leiten Sie diese Entspannungsübung mit ruhiger, tiefer Stimmlage an, sprechen Sie langsam und geben ausreichend Zeit, ihre Anleitung umzusetzen. Darüber hinaus genießen Sie den entspannten ruhigen Moment auch für sich!

Strukturmodell:

ABEDL®:

- Kommunizieren können
- Ruhen und Schlafen können
- Sich bewegen können
- Vitale Funktionen aufrechterhalten können

Übung 36: Mein digitales Tagebuch

Ziel:

- Anregungen und Kreativität sind geschaffen
- Sinnhaftigkeit des Lebens wird erfahren
- Tagesstruktur ist gegeben
- Selbstwertgefühl ist gesteigert

Vorbereitung:

Eine digitale Kamera/Smartphone ist nötig, die das Tagesgeschehen festhält und dokumentiert. Bei eigenem Computer können die Bilder sofort ausgedruckt werden, ansonsten ist Hilfe nötig. Ein Buch wird zur Verfügung gestellt, gleichermaßen andere Hilfsmittel, wenn gewünscht.

Durchführung:

Bei dieser Beschäftigung wird deutlich, dass der Erkrankte sein Leben noch in die Hand nehmen kann. Er zeigt durch die fotografierten Motive seine Gefühlswelt und verarbeitet gleichzeitig. Er gibt sich selbst einen Auftrag und ist in der Gestaltung frei. Durch den Helfer erfährt er Unterstützung und Hilfestellung bei Dingen, die er selbst aufgrund seiner Einschränkungen nicht mehr machen kann.

Besonderheiten:

Aus dieser Beschäftigung kann eine fortlaufende Geschichte entstehen. Die Übung bietet sich für junge Leute an, die sich intensiv mit der Bettlägerigkeit und ihren Handicaps auseinandersetzen müssen.

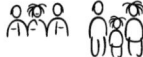 Strukturmodell:

ABEDL®:

- Kommunizieren können
- Soziale Bereiche des Lebens sichern können
- Sich beschäftigen können
- Mit existentiellen Erfahrungen des Lebens umgehen können

 Übung 37: Mandalas

Ziel:

- Angeregt sein und Kreativität ist geschaffen
- Sorgende Dauerthemen werden abgeschaltet
- Tagesstruktur ist gegeben
- Selbstwertgefühl ist gesteigert

Vorbereitung:

Mandalas-Vorlagen werden benötigt, gegebenenfalls auch schon bereits gezeichnete oder Bücher mit Kirchenfenstern, in denen die Art und Weise von Mandalas gezeigt wird. Unterschiedliche Stiftarten besorgen, damit der Erkrankte sein bevorzugtes Malinstrument heraussuchen kann. Vielfach wird auch leise Musik im Hintergrund als sehr stimulierend empfunden.

Durchführung:

Mandalas, die gemalt werden, bieten ein hohes Maß an Entspannung, regen aber auch gleichzeitig durch das gleichmäßige Tun zum Gespräch an. Oftmals werden hier persönliche Dinge zum Ausdruck gebracht. Hören Sie zu und lassen Sie den Dingen ihren Lauf. Der Bettlägerige entscheidet über Zeitdauer und Art des Gestaltens.

Besonderheiten:

Ist für viele Menschen als Beschäftigung noch möglich. Die Gestaltung des eigenen Zimmers ist mit den Werken möglich. Der Schwierigkeitsgrad ist abhängig von der Erkrankung.

 Strukturmodell:

ABEDL®:

- Kommunizieren können
- Sich beschäftigen können

Übung 38: Memory

Ziel:

- Kreativität ist gefördert
- Konzentration ist verbessert
- Selbstwertgefühl wird gesteigert
- Spaß ist vermittelt

Vorbereitung:

Für eine geeignete Unterlage (Bett-Tablett) sorgen.

Beim Memory kann man auf vorhandene Spiele zurückgreifen, aber auch eigene entwickeln. Dies können z. B. Bilder von Angehörigen sein, verschiedene Hunderassen, wenn der Erkrankte Hunde besonders geliebt hat oder z. B. Haushaltsgeräte, Angelutensilien. Spezialangebote für Demente nutzen!

Durchführung:

Je nach Fähigkeit werden verschiedene Karten, wo jeweils zwei gleiche Bilder vorhanden sind, verdeckt auf eine Unterlage dem Erkrankten vorgelegt. Nun werden immer zwei Karten aufgedeckt und der Bettlägerige erinnert sich, wo das gleiche Pendant auf dem Brett liegt. Fangen Sie mit 10 Pärchen an und testen Sie, was möglich ist. Der Bettlägerige entscheidet über Zeitdauer und Länge des Spiels.

Besonderheiten:

Ist für viele Menschen als Beschäftigung noch möglich. Die selbst gestalteten Karten geben hinreichend Gesprächsstoff.

Strukturmodell:

ABEDL®:

- Kommunizieren können
- Sich beschäftigen können

Übung 39: Basteln nach den Jahreszeiten und Schmücken des Zimmers

Ziele:

- Feinmotorik ist gefördert
- kreativer Ausdruck ist ermöglicht
- Tagesstruktur und Sinngebung ist unterstützt

Vorbereitung:

Je nach Jahreszeit und aktuellen Festlichkeiten werden Motive zum Ausschneiden ausgesucht. Dabei kann die eigene Kreativität genutzt oder auch Bastelbücher (in großer Menge in Stadtbüchereien vertreten) verwendet werden. Der Schwierigkeitsgrad muss den motorischen und kognitiven Fähigkeiten des bettlägerigen Menschen angepasst sein.

Der Umriss des Motivs wird auf farbigen Fotokarton oder Papier übertragen. Schere und Stifte bereitlegen.

Durchführung:

Verschiedene Motive und Farben anbieten, damit er auswählen kann. Vor dem Ausschneiden gemeinsam überlegen, wozu das Gebastelte im Anschluss verwendet wird. So kann daraus zum Beispiel ein Mobile gestaltet, Grußkarten gefertigt werden, das Motiv kann als Lesezeichen dienen oder einfach an die Wand gehängt werden. Dann ausschneiden und gegebenenfalls ausmalen lassen.

Besonderheiten:

Perfektionsansprüche sind fehl am Platz, es geht um das Tun. Ergebnisse, wenn nicht ausdrücklich erwünscht, nicht korrigieren, sondern loben und anerkennen.

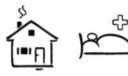 **Strukturmodell:**

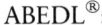
 ABEDL®:

- Kommunizieren können
- Sich beschäftigen können
- Sich bewegen können

Übung 40: Wir machen Musik, da geht uns der Hut hoch

Ziele:

- eigener Ausdruck ist ermöglicht
- Spaß haben
- Sinne sind belebt und angeregt

Vorbereitung:

Verschiedene kleine Rhythmusinstrumente besorgen, wie z. B. Schüttel-Ei, Triangel, Glocke, Tamburin. Geeignete Hintergrundmusik nach Vorlieben und biografischen Informationen aussuchen. CD-Player o. ä. bereitstellen.

Durchführung:

Die unterschiedlichen Instrumente in erreichbarer Nähe präsentieren, anfassen und ausprobieren lassen. Welche Töne gefallen, welche nicht? Gelingt es, einen einfachen Rhythmus gemeinsam zu spielen? Hintergrundmusik anbieten und den Takt mit einem ausgewählten »Lieblingsinstrument« begleiten.

Besonderheiten:

Der Umgang mit solchen Instrumenten ist für die heute alten Menschen oft ungewohnt. Die Erfahrung zeigt aber, dass viele musikalisch Begabte großen Spaß dabei haben und begeistert damit umgehen. Wichtig ist ausreichend Zeit zum Erkunden und Ausprobieren zu geben und eine angenehme, spielerische Atmosphäre zu schaffen. Beachten Sie bitte die Reaktion auf den Geräuschpegel, gegebenenfalls sind Ruhepausen notwendig.

Strukturmodell:

ABEDL®:

- Kommunizieren können
- Sich beschäftigen können
- Sich bewegen können

Übung 41: Ikebana auf Deutsch

Ziele:

- persönlicher Ausdruck ist ermöglicht
- Kreativität ist unterstützt
- Sinne sind angeregt

Vorbereitung:

Bei dieser Übung werden eigene Blumengestecke hergestellt.
Dazu Blumen, Blätter, ggf. Accessoires nach Saison und aktuellen Festlichkeiten sowie passende Behältnisse mit Steckmasse bereitstellen.
Die Pflanzen müssen nicht unbedingt gekauft sein, oft reicht ein Garten- oder Waldspaziergang, um besonders schöne und originelle Materialien zu finden, wie Wurzeln, Moos, Steine, Zweige etc.

Durchführung:

Materialien vor dem bettlägerigen Menschen auf einem Tisch ausbreiten. Ihn motivieren mit vielen Sinnen wahrzunehmen: anfassen, schnuppern, genau hinsehen. Was gefällt, was nicht? Welche Farben sind besonders schön? Was sind die Lieblingsblumen? Wie wurde früher geschmückt, z. B. an Ostern oder am Geburtstag? Dann die Blumen und ausgewählten Materialien zu einem Gesteck oder Strauß verarbeiten.

Besonderheiten:

Im Anschluss wird aufmerksam ein günstiger Platz für das Geschaffene bestimmt, sodass es gut sichtbar das Zimmer schmückt.

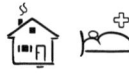 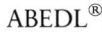 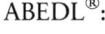

Strukturmodell:

ABEDL®:

- Kommunizieren können
- Sich beschäftigen können
- Sich bewegen können

Übung 42: Eigenschaften kaufen

Ziel:

- Kreativität ist angeregt
- Konzentration ist verbessert
- Selbstwertgefühl wird gesteigert
- Für Spaß ist gesorgt

Vorbereitung:

Auf Karten werden die verschiedensten Eigenschaften geschrieben, wie z. B. klug, eitel, schön, unternehmungslustig, fröhlich, traurig, geduldig, treu etc. Jedes Eigenschaftswort gibt es zweimal.

Durchführung:

Betreuender und bettlägeriger Mensch lesen die verschiedenen Eigenschaftswörter und unterhalten sich über deren Bedeutung. Dann können 5 (es können auch weniger oder mehr auswählt werden) Eigenschaften gewählt werden, von denen geglaubt wird, dass sie der andere besitzt oder man selbst glaubt, sie zu haben. Später werden sie offengelegt und es wird erklärt, warum man diese Eigenschaft ausgewählt hat. So kann die Fremdwahrnehmung mit der Eigenwahrnehmung überprüft und besprochen werden.
Der Bettlägerige entscheidet über Zeitdauer und Länge des Spiels.

Besonderheiten:

Es können auch »negative« Gefühle zum Vorschein kommen. Gerade solche Empfindungen aushalten und annehmen.

Strukturmodell:

ABEDL®:

- Kommunizieren können
- Sich beschäftigen können
- soziale Bereiche des Lebens sichern können
- mit existentiellen Erfahrungen des Lebens umgehen können

10 Praktische Übungen

 Übung 43: Was sagt mein Körper?

Ziel:

- Kreativität ist angeregt
- Konzentration ist gefördert
- Selbstwertgefühl und Spaß sind gesteigert

Vorbereitung:

Eine Puppe ist das Medium, an dem wir deutlich machen können, welche Berührungen wir mögen und welche nicht.

Durchführung:

Betreuender und bettlägeriger Mensch unterhalten sich über Kindheit, Erwachsen werden usw. und zeigen anhand der Puppe auf, was sie mögen und was nicht. Gerade im Falle der Hilfsbedürftigkeit ist es wichtig, auszusprechen, was nicht gemocht wird. Hilfreich sind Sätze wie:
»Besonders gern mag ich es, wenn…«
»Es ist für mich unangenehm, wenn…«
»Ich könnte heulen, wenn …«

Besonderheiten:

Für diese Übung ist guter Kontakt und eine vertrauensvolle Beziehung Voraussetzung.
Relevante Erkenntnisse sollten in der Informationssammlung oder Biografie vermerkt werden.

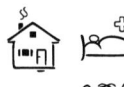 **Strukturmodell:**

ABEDL®:

- Kommunizieren können
- Sich beschäftigen können
- soziale Bereiche des Lebens sichern können
- mit existentiellen Erfahrungen des Lebens umgehen können

Übung 44: Flirten und vieles mehr

Ziel:

- Kreativität ist angeregt
- Konzentration ist gefördert
- Selbstwertgefühl und Spaß sind gesteigert

Vorbereitung:

Bücher über Körpersprache/Pantomime: (Franzose) Marcel Marceau und Samy Molcho

Durchführung:

Mit Zeichen, Bildern und eigenen Körperhaltungen machen wir non-verbal deutlich, ob wir jemand mögen, was wir zu sagen haben oder was wir haben möchten. Wenn Sie nun Ihre Fantasie spielen lassen, werden Ihnen immer neue körpersprachliche Bewegungen einfallen. Viel Humor unterstützt die ganze Übung.

Besonderheiten:

Entspannt und jeder kann mitmachen. Sozialverhalten und Fremdwahrnehmung kann geschult werden.

Strukturmodell:

ABEDL®:

- Kommunizieren können
- Sich beschäftigen können
- soziale Bereiche des Lebens sichern können
- Sich als Mann/Frau fühlen können

Übung 45: Gefühle in Musik ausdrücken

Ziel:

- Kreativität ist angeregt
- Konzentration ist gefördert
- Selbstwertgefühl und Spaß sind gesteigert

Vorbereitung:

Verschiedenste Musikinstrumente werden ans Bett gebracht, die man auch sitzend gut bedienen kann.

Durchführung:

Der erkrankte Mensch wird aufgefordert sich ein Instrument auszusuchen und ein Gefühl, wie z. B. Freude damit auszudrücken.
   Er nimmt z. B. die Flöte und trällert hohe Töne. Nun kann man darüber sprechen, warum die Flöte dem Gefühl Freude am nächsten kommt. Es können verschiedenste Instrumente und Gefühle nun ausprobiert werden. Durch Laut/Leise und Schnell/Langsam werden Gefühlsunterschiede klarer. Beispiele:

- Ärger-Trommel
- Erwartungs-Mundharmonika
- Angst-Schellen

Besonderheiten:

Sind die eigenen Bewegungen eingeschränkt, besteht die Möglichkeit, über Lieblingsmusik in bestimmten Stimmungen ähnliche Spielmöglichkeiten zu schaffen.

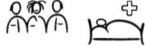

Strukturmodell:

ABEDL®:

- Kommunizieren können
- Sich beschäftigen können
- soziale Bereiche des Lebens sichern können
- Mit existentiellen Erfahrungen des Lebens umgehen können

Übung 46: Ärger in Aktion umsetzen

Ziel:

- Kreativität ist angeregt
- Konzentration ist verbessert
- Selbstwertgefühl und Wohlbefinden sind gesteigert

Vorbereitung:

Die Beschaffung von Fotokarten, auf denen Situationen gezeigt werden, wo Menschen ärgerlich und böse reagieren. Kognitive Fähigkeiten des Patienten sind hier zu berücksichtigen.

Durchführung:

Der erkrankte Mensch wird aufgefordert, sich zu überlegen, was er tut, wenn er ärgerlich und böse auf Menschen und Situationen ist. Die geäußerten Reaktionen werden von ihm selbst bewertet, ob sie hilfreich und situationsverbessernd wirken. Mögliche andere Strategien werden überlegt. Beispiele:

- verweigert Essen – spuckt das Essen aus
- möchte nicht gepflegt werden – schlägt nach der Pflegekraft

Besonderheiten:

Ist nur mit Menschen möglich, die ihr Verhalten reflektieren können. Es kann zu starken Gefühlsäußerungen kommen, daher ist eine ausklingende Phase notwendig.

Strukturmodell:

ABEDL®:

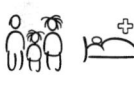

- Kommunizieren können
- Sich beschäftigen können
- soziale Bereiche des Lebens sichern können
- Mit existentiellen Erfahrungen des Lebens umgehen können
- sich als Frau/Mann fühlen können

Übung 47: Was sind eigentlich typisch weibliche und männliche Eigenschaften?

Ziele:

- Akzeptanz und Wertschätzung sind vermittelt
- Selbstwertgefühl ist unterstützt
- Eigenes Rollenverhalten ist gefördert

Vorbereitung:

Fotos, alte und neue Zeitschriften, Bücher, Bildbände, die sich mit der Thematik Frauen- und Männerrolle früher und heute beschäftigen, besorgen und bereitlegen. Bei dieser Übung kann aber auch auf Materialen verzichtet und aus der eigenen Erfahrungs- und Erlebenswelt geschöpft werden.

Durchführung:

Was wurde von einer Frau in den 1930er-, 1940er-, 1950er-Jahren erwartet? Welche Werte standen im Vordergrund? Was wurde von einem Mann verlangt? Was war Ihnen selbst wichtig? Wie hat sich das Rollenverhalten in den letzten 50 Jahren verändert? Wie erleben Sie diese Veränderung? Was ist typisch weiblich/männlich, unabhängig von der Zeit, in der wir leben?

Kommen Sie ins Gespräch, dabei Werte und Einstellungen des betreuten Menschen anerkennen und würdigen.

Besonderheiten:

Finden Sie Möglichkeiten die für den Betreuten relevanten Werte in das jetzige Leben zu transportieren. Wenn Ordnung z. B. ein bedeutsamer Wert war, unterstützen Sie darin, ein sauberes, geordnetes Umfeld herzustellen.

Solche Gespräche bieten in der Regel eine Fülle an neuen, interessanten biografischen Informationen. Halten Sie sie fest!

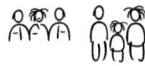

Strukturmodell:

ABEDL®:

- Kommunizieren können
- Sich beschäftigen können
- soziale Bereiche des Lebens sichern können
- sich als Frau/Mann fühlen können

Übung 48: Statussymbole – »man gönnt sich ja sonst nichts«

Ziele:

- Selbstwertgefühl ist unterstützt
- eigenes Rollenverhalten ist unterstützt
- individueller Ausdruck ist ermöglicht

Vorbereitung:

Zeitschriften, wenn möglich auch nostalgische (Flohmarkt), Schere, Papier und Klebstoff bereitlegen.

Durchführung:

Mit dem Betreuten gemeinsam die Zeitschriften anschauen, dabei die Aufmerksamkeit besonders auf typische Statussymbole richten. Das können z. B. schöne Kleider, Schmuck, Schuhe, Handtaschen, Häuser, Autos, Möbel, Uhren, Parfums etc. sein. Was gefällt? Was ist und war im eigenen Leben wichtig? Wenn Sie Lust dazu haben, schneiden Sie die schönsten Sachen aus und kleben sie auf Ihr ganz persönliches Luxusbild.

Besonderheiten:

Auch hier ist es wichtig, die neu gewonnenen Angaben zu verwerten und ins jetzige Dasein zu übertragen. War z. B. gespartes Geld wichtig für den Betreuten, achten Sie darauf, dass er immer eine Brieftasche oder Geldbörse mit Bargeld in seiner Nähe hat. War dagegen das Tragen von Schmuck und Uhr bedeutsam, so muss auch das jetzt ermöglicht sein.

Strukturmodell:

ABEDL®:

- Kommunizieren können
- Sich beschäftigen können
- soziale Bereiche des Lebens sichern können
- sich als Frau/Mann fühlen können

Übung 49: Eigene Orientierung schaffen

Ziel:

- Anregung ist gegeben
- Konzentration ist verbessert
- Kreativität ist gefördert
- Spaß ist ermöglicht
- Sicherheit ist gegeben

Vorbereitung:

Verschiedene Möglichkeiten zur Unterstützung der Orientierung werden besprochen, z. B. Kalender, Uhr, Zeitung, Fotos etc.

Durchführung:

In der 1. Phase wird mit dem kranken Menschen darüber gesprochen, welche Orientierungshilfen er in seinem Zimmer für hilfreich hält und an welchen Stellen sie sichtbar sein sollen. In der 2. Phase werden nun die

Orientierungsmittel ggf. hergestellt und angebracht, wie Kalender, Bilder von Freunden und Familie usw.

Besonderheiten:

Der Einsatz von individuellen Orientierungshilfen ist immer Bestandteil von guter Pflege und Betreuung. Das kreative Herstellen und Anbringen bietet sich für die Einzelbetreuung an.

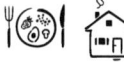

Strukturmodell:

ABEDL®:

- Kommunizieren können
- soziale Bereiche des Lebens sichern können
- Für Sicherheit in der Umgebung sorgen können

Übung 50: Mein Tagesablauf

Ziel:

- Anregung und Kreativität ist gegeben
- Konzentration ist verbessert
- Selbstwertgefühl ist gesteigert
- Spaß ist ermöglicht
- Sicherheit ist vermittelt

Vorbereitung:

Papier, Bleistift und ein guter Zuhörer

Durchführung:

Wir ergründen nun, wie sich der bettlägerige Mensch seinen eigenen Tagesablauf wünscht. Hierzu gehen wir mit ihm die Stationen: Aufwachen und... dann gemeinsam Punkt für Punkt durch. Möchte er erst frühstücken und dann gewaschen werden oder erst waschen dann frühstücken. Hier sollte über Möglichkeiten gesprochen werden, den eigenen Tagesablauf möglichst authentisch gestalten zu können.

Besonderheiten:

Dies darf keine Scheindemokratie sein, sondern alle müssen sich bemühen, ernsthaft Arbeitsabläufe umzustellen, wenn der Erkrankte das wünscht.

Strukturmodell:

ABEDL®:

- Kommunizieren können
- soziale Bereiche des Lebens sichern können

Übung 51: Der Einrichtungsberater

Ziel:

- Umgebung ist sicherer
- Sturzgefahr ist reduziert
- Persönliche Zufriedenheit ist verbessert

Vorbereitung:

Information über die neusten Erkenntnisse, welche Möglichkeiten es gibt bei der Einrichtung von Lebensräumen, Stürze zu vermeiden.

Durchführung:

Das Lebensumfeld, sprich Zimmer/unmittelbare Umgebung des Bettes wird aufgezeichnet. Nun kann der Betreuende den Kranken über neueste Entwicklungen informieren und gemeinsam wird der unmittelbare Lebensraum geplant. Auch kleine Schritte können Erfolg versprechen.

Besonderheiten:

Die Wünsche des Bettlägerigen haben in jedem Falle Vorrang.

Strukturmodell:

ABEDL®:

- Kommunizieren können
- soziale Bereiche des Lebens sichern können
- Für Sicherheit in der Umgebung sorgen können

Übung 52: Lebensalltag sichern

Ziel:

- Konzentration ist gesteigert
- Selbstwirksamkeitgefühl ist verbessert
- Sicherheit ist vermittelt

Vorbereitung:

Obwohl manche bettlägerigen Menschen zunächst interessenlos wirken, ist es für sie wichtig an den eigenen Belangen beteiligt zu sein. In Absprache mit Angehörigen, Betreuern oder Vorsorgebevollmächtigten können z. B. anfallende Post oder Geldangelegenheiten besprochen werden. Auch aktuelles Tagesgeschehen kann thematisiert werden.

Materialien wie Zeitung, Post bereitlegen

Durchführung:

Wir vermitteln die Informationen angemessen, d. h. langsam, deutlich, ggf. erklärend und kommen darüber ins Gespräch. Der bettlägerige Mensch wird in Überlegungen mit einbezogen und nach seiner Meinung, Wünschen etc. gefragt. Es werden mögliche weitere Schritte besprochen und je nach Fähigkeiten gemeinsam umgesetzt.

Besonderheiten:

Auch dementiell Erkrankte haben das Bedürfnis nach Mitbestimmung und Mitgestaltung und können in manche Bereiche einbezogen werden. Dabei emotionale und geistige Überforderung vermeiden.

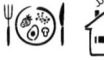

Strukturmodell:

ABEDL®:

- kommunizieren können
- soziale Bereiche des Lebens sichern können
- Für Sicherheit in der Umgebung sorgen können

Übung 53: Was bedeutet eigentlich Sicherheit für mich persönlich?

Ziele:

- individuelle Bedürfnisse und Wünsche sind erkannt
- individuelle Sicherheit ist unterstützt
- Akzeptanz und Identität sind vermittelt

Vorbereitung:

Es werden Karten oder Zettel mit den nachfolgend aufgeführten oder ähnlichen Wortpaaren beschriftet.

Alleinsein – Gemeinschaft, Ordnung – kreatives Chaos, Wachsein – Traum, Nähe/Berührung – Distanz, Sehen – Hören, Geräusche – Stille, Ablenkung – Konzentration, Austausch – mit sich selbst abmachen, Tagesstruktur – in den Tag hinein leben, Hell – Dunkel, voller Raum – leerer Raum.

Durchführung:

Die Wortpaare werden nun gemeinsam angesehen und unter dem Aspekt »was vermittelt mir persönlich Sicherheit und Wohlgefühl« besprochen. Geben Sie genügend Zeit und lassen Sie den bettlägerigen Menschen erzählen.

Besonderheiten:

Hier werden die ganz individuellen Kriterien erfasst, die für den betreffenden Menschen das Gefühl der Sicherheit und Geborgenheit ausmachen. Möglicherweise lernen Sie den Betreuten von einer ganz neuen Seite kennen. Nutzen Sie die neuen Informationen und unterstützen Sie ihn, darin größtmögliche Sicherheit zu erfahren.

Strukturmodell:

ABEDL:

- Kommunizieren können
- Soziale Bereiche des Lebens sichern können
- Für Sicherheit in der Umgebung sorgen können

Übung 54: Aktuelles Geschehen – ich rede mit

Ziele:

- zeitliche und situative Orientierung ist unterstützt
- kognitive Ressourcen sind gefördert
- Teilhabe am »normalen« Leben ist ermöglicht

Vorbereitung:

Dieses Angebot kommt ohne viel Vorarbeit aus. Sie benötigen die aktuelle Tageszeitung, Zeitschriften nach den Vorlieben des Betreuten und evtl. einen Fernseher in Bettnähe.

Durchführung:

Ermöglichen Sie dem bettlägerigen Menschen das regelmäßige Lesen der aktuellen Presse, um über die »Welt da draußen« auf dem Laufenden zu sein. Ist der Betreute nicht in der Lage selbst zu lesen, kann vorgelesen werden, dabei die Inhalte den kognitiven Fähigkeiten anpassen, evtl. können komplexe Zusammenhänge vereinfacht zusammengefasst werden.

Auch gemeinsames Anschauen von Nachrichten oder Sportsendungen vermitteln gut das alltägliche Leben. Besprechen Sie die Ereignisse und unterstützen Sie den Betreuten in der eigenen Meinungsbildung.

Besonderheiten:

Auch hier sollten die Reaktionen sorgfältig beobachtet werden. Wenn bestimmte Nachrichten zu belastend sind, können sie in Absprache mit dem Betreuten ausgelassen und der Schwerpunkt auf »leicht verdauliches« gelegt werden.

Zusätzlich ist zu bedenken, dass Fernsehen als Dauerberieselung der Orientierung eher schadet als nützt, es sollte als Medium daher gezielt und reflektiert eingesetzt werden.

Strukturmodell:

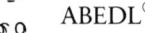

ABEDL®:

- Kommunizieren können
- soziale Bereiche des Lebens sichern können

Übung 55: Meine Rollen im Leben

Ziel:

- Anregung ist gegeben
- Erinnerungen sind hervorgerufen
- Langzeitgedächtnis ist gestützt
- Selbstwertgefühl ist gesteigert
- Spaß und Sicherheit ist gegeben

Vorbereitung:

Papier, Bleistift und ein guter Zuhörer

Durchführung:

Wir zeichnen oder schreiben die verschiedenen Rollen auf, die der bettlägerige Mensch in seinem Leben innehatte. So war er z. B. Kind, Schüler, Ehepartner, Elternteil, Arbeitnehmer, Nachbar etc. Wir füllen diese Rollen z. B. mit Aufgaben, schönen Dingen, Sorgen und deren Auflösungen, die damit verbunden waren.

Später sprechen wir über die heute noch verbleibenden Rollen und ihre Bedeutung.

Besonderheiten:

Es ist darauf zu achten, dass die Gesprächsführung die positiven heutigen Anteile herausarbeitet, damit zum Abschluss des Gespräches Perspektiven deutlich werden. Ergebnisse können grafisch oder als Plakat festgehalten werden.

Strukturmodell:

ABEDL®:

- Kommunizieren können
- Soziale Bereiche des Lebens sichern können
- Mit existentiellen Erfahrungen des Lebens umgehen können

Übung 56: Herzensdinge

Ziel:

- Anregung ist gegeben
- Konzentration ist verbessert
- Erinnerungen sind hervorgerufen
- Langzeitgedächtnis ist gestützt
- Selbstwertgefühl ist gesteigert
- Spaß und Sicherheit ist gegeben

Vorbereitung:

Als Einstieg bringt der Betreuende persönliche Dinge mit, die ihm etwas bedeuten und erzählt dazu die Geschichte.

Durchführung:

Der Bettlägerige überlegt nun, welche Gegenstände ihm etwas bedeuten. Er zeigt sie und spricht über die Wichtigkeit, die diese Stücke für ihn haben.

Besonderheiten:

Die gezeigten Erinnerungsstücke ermöglichen auch dementiell Erkrankten einen Zugang zum Thema, besonders wenn die sprachliche Ausdrucksmöglichkeit eingeschränkt ist.
Für diese Übung sollte eine vertrauensvolle Beziehung vorliegen.

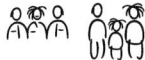 Strukturmodell:

ABEDL®:

- Kommunizieren können
- Soziale Bereiche des Lebens sichern können
- Mit existentiellen Erfahrungen des Lebens umgehen können

 Übung 57: Heimat

Ziel:

- Anregung ist gegeben
- Erinnerungen sind hervorgerufen
- Langzeitgedächtnis ist gestützt
- Selbstwertgefühl ist gesteigert
- Spaß und Sicherheit ist gegeben

Vorbereitung:

Der Betreuende bringt Bilder, Texte, Filme o. ä. mit, die den Geburtsort, die Gegend, oder die Landschaft darstellen, mit der der bettlägerige Mensch verbunden war.

Durchführung:

Auf diese Weise werden Erinnerungen an die Heimat wach und können wieder erlebt werden. Fragen z. B. zum Elternhaus, gelebten Traditionen, Feiern und Festen und Spezialitäten der Region können Impulse zum Gespräch sein und Anregungen geben.

Besonderheiten:

Die Wahl und Menge des Materials sollte dem Krankheitsbild und den (kognitiven) Fähigkeiten des betreuten Menschen entsprechen.

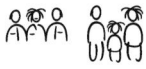 Strukturmodell:

ABEDL®:

- Kommunizieren können
- Soziale Bereiche des Lebens sichern können
- Mit existentiellen Erfahrungen des Lebens umgehen können

Übung 58: Manchmal ist die Familie größer als man denkt

Ziele:

- Interesse an Kontakten ist geweckt
- Kontakte sind unterstützt
- soziale Kompetenzen sind gefördert

Vorbereitung:

Fotoalben aus verschiedenen Lebensphasen des Betreuten werden bereitgelegt.

Durchführung:

Nun werden die Bilder gemeinsam betrachtet. Wie waren die Beziehungen unter einander? Zu welchen Personen besteht noch Kontakt? Wen hat man aus den Augen verloren? Vielleicht besteht Lust, einen Stammbaum zu erstellen. Gibt es Menschen auf den Fotos, zu denen eine erneute Verbindung aufgenommen werden könnte?
Wenn ja, unterstützen Sie den Betreuten darin.

Besonderheiten:

Es können bei diesem Angebot auch »negative« Gefühle wie Trauer über Verluste, Ärger und Enttäuschung aufkommen. Lassen Sie es zu. Achten Sie durch eine gezielte Gesprächsführung aber auch darauf, gelungene Beziehungen und Perspektiven hervorzuheben.

Strukturmodell:

ABEDL®:

- Kommunizieren können
- Soziale Bereiche des Lebens sichern können
- Mit existentiellen Erfahrungen des Lebens umgehen können

Übung 59: Hausfrau, Schreiner, Sekretärin und Co

Ziele:

- Identität ist unterstützt
- Selbstwertgefühl ist gefördert
- soziale Kompetenzen sind unterstützt

10 Praktische Übungen

Vorbereitung:

Der Biografie werden die Grundinformationen über Tätigkeit, Status, Rolle und Verantwortlichkeiten des früheren Berufslebens entnommen. Bei dementiell erkrankten Personen bietet es sich zusätzlich an, Materialien, die mit dem früheren Beruf zu tun hatten, bereitzulegen, da sie den Gesprächseinstieg und Gesprächsverlauf erleichtern.

Durchführung:

Sprechen Sie nun den Betreuten auf sein Berufsleben an: Wurde gerne gearbeitet? Was war wichtig? Was hat besonderen Spaß gemacht? Für welche Werte wurde eingestanden? Wie war der Zusammenhalt unter den Kollegen? Bestehen heute noch Kontakte, die gefördert werden können?

Besonderheiten:

Finden Sie gemeinsam Bereiche heraus, in denen Stärken, Status und Rollenverhalten des früheren Berufslebens auch heute noch integriert und unterstützt werden können.

Strukturmodell:

ABEDL®:

- Kommunizieren können
- Soziale Bereiche des Lebens sichern können
- Sich als Mann/Frau fühlen können

Übung 60: Meine Kindheit – eine kleine Zeitreise

Ziele:

- Identität ist gefördert
- Innenschau ist ermöglicht
- Selbstwertgefühl ist unterstützt

Vorbereitung:

Für den Einstieg in dieses Thema eignen sich Kinderfotos des bettlägerigen Menschen und/oder Spielzeug aus der jeweiligen Generation des Betreuten, wie z. B. Teddybär, Kinderbücher, Blechspielzeug.

Durchführung:

Kommen Sie über die Betrachtung der mitgebrachten Materialien ins Gespräch: Welche Spielzeuge gab es früher, was war das Lieblingsspielzeug? Erinnern Sie sich daran, wann Sie es geschenkt bekommen haben? Wie waren die Beziehungen zu Eltern, Geschwistern und anderen Verwandten. Welche Werte wurden vermittelt und welche davon haben Sie bis heute begleitet? Wie war die Schulzeit, sind Sie gerne zur Schule gegangen? Hatten oder haben Sie noch ein Poesiealbum aus dieser Zeit oder gibt es sogar noch Kontakte von damals? Früher war es auch durchaus üblich, dass Kinder im Haus und Hof mithelfen mussten – wie ist es Ihnen ergangen?

Besonderheiten:

Es können auch schmerzliche, traurige Erinnerungen auftauchen, die es einfühlsam zu begleiten gilt.

Grundsätzlich sollten Sie um eine positive Gesprächsleitung bemüht sein, bei der Stärken, Ressourcen und persönliche Eigenschaften hervorgehoben und anerkannt werden.

Strukturmodell:

ABEDL®:

- Kommunizieren können
- Soziale Bereiche des Lebens sichern können
- Sich als Mann/Frau fühlen können
- Mit existentiellen Erfahrungen des Lebens umgehen können

Übung 61: Niemand geht ohne Spuren

Ziel:

- Vertrauen ist hergestellt
- Ruhe ist ermöglicht
- Sicherheit ist vorhanden

Vorbereitung:

Der bettlägerige Mensch hat das Bedürfnis über den Tod zu sprechen, weiß aber nicht, wie er es anfangen soll.

Durchführung:

Bei einem alten, kranken Menschen, der über sein Sterben sprechen möchte, hilft es oft ihm erst einmal zuzuhören, seine Wünsche wahrzunehmen und diese aufzuschreiben. Weiterführende Fragen, was für ihn wichtig ist, geben Sicherheit und Vertrauen. Je nach Situation kann man den Kranken auch noch einmal bitten, über sein Leben zu sprechen oder mit ihm beten. Vielleicht ist es aber auch wichtig, einen Geistlichen hinzuzuziehen.

Besonderheiten:

Das Gespräch erfordert viel Empathie und sollte tröstende Elemente enthalten.

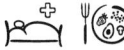

Strukturmodell:

ABEDL®:

- Kommunizieren können
- Soziale Bereiche des Lebens sichern können
- Mit existentiellen Erfahrungen des Lebens umgehen können

Übung 62: Mein schönster Tag oder mein schwärzester Tag

Ziel:

- Vertrauen ist hergestellt
- Reflexion ist ermöglicht
- Sicherheit ist vermittelt

Vorbereitung:

Der bettlägerige Mensch befindet sich in einem Stimmungstief und es besteht die Möglichkeit, ein Ereignis aus dem Leben noch einmal im Nachhinein zu betrachten. Der Betreuende kennt aus der Lebensgeschichte eine wichtige Sequenz und spricht diese an.

Durchführung:

Der Betreuende berichtet, dass er weiß, dass es ein bestimmtes Lebensereignis gab, was den Kranken sehr beeinflusst hat. Er bittet den bettlägerigen Menschen, dies Ereignis doch noch einmal zu schildern. Durch das Nachfragen wird die Geschichte noch einmal sehr präsent und erlebbar. Vielleicht entsteht auch die Frage, ob man aus heutiger Sicht etwas ändern würde.

Besonderheiten:

Der kranke Mensch bestimmt die Regeln des Gespräches. Die Beobachtung der Körpersprache ist wichtig, um gegebenenfalls abzubrechen oder weiterzufragen. Empathie und Erfahrung in Gesprächsführung sind hier notwendig.

Strukturmodell:

ABEDL®:

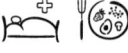

- Kommunizieren können
- Soziale Bereiche des Lebens sichern können
- Mit existentiellen Erfahrungen des Lebens umgehen können

Übung 63: Das Max-und-Moritz-Spiel

Ziel:

- Vertrauen ist hergestellt
- Reflexion ist ermöglicht
- Sicherheit ist vermittelt

Vorbereitung:

Anfertigung eines Spielbretts, wo man durch Würfeln die verschiedenen Streiche von Max und Moritz erreicht. Die Geschichte von »Max und Moritz« muss ebenso vorhanden sein.

Durchführung:

Die Spielenden fangen an zu würfeln und der erste, der auf dem Feld 1. Streich landet, liest den Text und überlegt, welchen Schicksalsschlag Frau Bolte erlitten hat und wie sie damit umgegangen ist. Parallelen zum eigenen Leben können gesucht werden und überlegt werden, wie man selbst mit so einem Ereignis umgegangen ist oder umgegangen wäre. Mit jedem Streich und dem Gespräch darüber erfahren die Sprechenden viel über sich selbst und den anderen Menschen.

Besonderheiten:

Nicht zu allen Streichen findet sich Gesprächsstoff. Das Spiel macht auch ohne Reflexion Spaß.

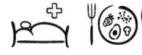

Strukturmodell:

ABEDL®:

- Kommunizieren können
- Soziale Bereiche des Lebens sichern können
- Mit existentiellen Erfahrungen des Lebens umgehen können

Übung 64: Hoffnung – Weg der Zuversicht

Ziele:

- Sinnfindung ist unterstützt
- vertrauensvoller Umgang ist gegeben
- Trost ist vermittelt

Vorbereitung:

Es wird ein Symbol, das für den Begriff Hoffnung steht, bereitgestellt. Das kann z. B. ein blühender Zweig, eine Kerze, ein Gedicht oder ein Zitat aus einer religiösen Schrift sein, das als Einstieg vorgelesen wird.
»Hoffnung ist eine Art von Glück, vielleicht das größte Glück, das diese Welt bereit hält« (Samuel Johnson)
»Auf alle Fälle führt die Hoffnung weiter als die Furcht« (Ernst Jünger)
»Die höchste Form der Hoffnung ist die überwundene Verzweiflung« (Albert Camus)
»Es muss das Herz bei jedem Lebensrufe bereit zum Abschied sein und Neubeginne, um sich in Tapferkeit und ohne Trauern in andre, neue Bindungen zu geben. Und jedem Anfang wohnt ein Zauber inne, der uns beschützt und der uns hilft, zu leben.« (Hermann Hesse)

Durchführung:

Nun überlegen Sie gemeinsam, was Ihnen in ihrem bisherigen Leben Hoffnung vermittelt hat, vielleicht das Beobachten der Natur, Nähe zu Menschen oder Tieren, Religionsausübung? Spüren Sie Strategien auf, die der betreute Mensch in der Vergangenheit entwickelt und in Krisensituationen verwendet hat, die auch jetzt eingesetzt werden können.

Besonderheiten:

Dieses Angebot sollte in ruhiger Atmosphäre durchgeführt werden.
Bedürfnissen nach Trost und Zuwendung wahrnehmen und nachkommen.

Strukturmodell:

ABEDL®:

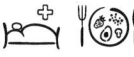

- Kommunizieren können
- Soziale Bereiche des Lebens sichern können
- Mit existentiellen Erfahrungen des Lebens umgehen können

Übung 65: Bewältigungsstrategien – Wege aus der Krise

Ziele:

- Krisen sind gemildert
- Perspektiven sind aufgezeigt
- Selbsthilfe ist gefördert

Vorbereitung:

Es werden Karten vorbereitet, indem sie mit den unten vorgeschlagenen Verhaltensweisen/Strategien im Umgang mit Krisen, beschriftet werden, also z. B.

- »mit Vertrauensperson darüber sprechen«
- »Decke über den Kopf ziehen«
- »mehr Essen/Trinken oder auch weniger Essen/Trinken«
- »Ablenkung«
- »Rückzug; keinen Kontakt zulassen«
- »Religionsausübung, Beten«
- »mit dem Thema auseinandersetzen, Nachdenken«
- »wütend werden«
- »traurig werden«

Durchführung:

Es sollte für dieses Angebot ein ruhiger Zeitpunkt gewählt werden, also vor oder nach einer akuten Krise. Es werden die Karten nacheinander angesehen und besprochen. Was sind für den Betroffenen typische Verhaltensweisen? Wie haben sie geholfen? Gibt es die Möglichkeit, ihn zu unterstützen? Wäre eine andere Reaktion/Strategie denkbar?

Besonderheiten:

Vertrauen Sie darauf, dass jeder Mensch Krisen erlebt und diese auch überstanden hat. Hier geht es darum, den bettlägerigen Menschen zu unterstützen, zu begleiten und seine Selbsthilfefähigkeiten zu aktivieren.

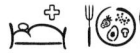

Strukturmodell:

ABEDL®:

- Kommunizieren können
- Soziale Bereiche des Lebens sichern können
- Mit existentiellen Erfahrungen des Lebens umgehen können

Übung 66: Angst – wer die Zukunft fürchtet, verdirbt sich die Gegenwart

Ziel:

- Vertrauen ist gefördert
- Angenommensein und Akzeptanz sind vermittelt
- Perspektiven sind aufgezeigt

Vorbereitung:

Es werden Wasser-, Acrylfarben, Buntstifte, Pinsel und Papier bereitgestellt. Unterschiedliche Materialien anbieten, damit der Betreute das für sich geeignete auswählen kann.

Durchführung:

Nun kann versucht werden, die eigene Gefühlslage bildlich darzustellen. Hierbei können folgende Anregungen behilflich sein: Bildnis meiner Seele, wie fühlt sich Angst an, wie fühlt sich Liebe an, was macht mir Mut etc.

Anschließend sollte unbedingt ein Gespräch folgen, in dem das Gemalte anerkannt, ernst genommen und besprochen wird.

Weitere geeignete Fragestellungen zum Thema Angst könnten sein: Welche Situationen machen mir Angst? Wann hatte ich früher Angst? Was hat mir in solchen Situationen geholfen? Was könnte die Angst lindern? Was kann ich selbst tun und wie können mich andere Menschen unterstützen?

Besonderheiten:

Es sollte sich darum bemüht werden, einerseits auch auf schmerzliche Themen einzugehen, ihnen Raum zu geben, andererseits sollte die Gesprächsführung insgesamt optimistisch und aufbauend sein.
Wenn die Angst pathologische Formen annimmt, d. h. den Betreuten massiv einschränkt, sollte ein Arzt hinzugezogen werden.

Strukturmodell:

ABEDL®: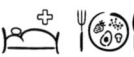

- Kommunizieren können
- Soziale Bereiche des Lebens sichern können
- Mit existentiellen Erfahrungen des Lebens umgehen können

Verwandlung

von Bernhard Kraus

Aus dem
Pflegefall XY
wurde
Frau Roth,
die sich
jedes Mal freut
wenn Ich
komme.

© Bernhard Kraus

Literaturverzeichnis

Bienstein C, Fröhlich A (2016) Basale Stimulation in der Pflege: Die Grundlagen. 8. Aufl. Göttingen: Hogrefe

Dietzsch A (2011) Interaktion mit demenziell veränderten Senioren. Förder- und Kommunikationsmethoden. Saarbrücken: VDM Verlag Dr. Müller

Feil N, De Klerk-Rubin, V (2010) Validation: Ein Weg zum Verständnis verwirrter alter Menschen. 9. Aufl. München: Reinhardt

Fuschlberger K (2009) Das mäeutische Pflegekonzept. Konzeptentwicklung zur Implementierung des mäeutischen Pflegekonzeptes im Albertus Magnus Haus. Saarbrücken: VDM Verlag Dr. Müller

Galuske M (2011) Methoden der Sozialen Arbeit. 9. Aufl. Weinheim und München: Juventa

Elisabeth Höwler, Gerontopsychiatrische Pflege, Schlütersche Verlag 2000

Kitwood T (2005) Demenz. Der person-zentrierte Ansatz im Umgang mit verwirrten Menschen. 4. Aufl., Bern, Göttingen: Verlag Hans Huber

Krohwinkel M (2013) Fördernde Prozesspflege mit integrierten ABEDLs. Forschung, Theorie und Praxis. Göttingen: Hogrefe

Löding C (2013) Snoezelen: Altenpflege Professionell. Amsterdam: Elsevier

Popp I (2006) Pflege dementer Menschen. (Pflegekompakt). 3. Aufl. Stuttgart: Kohlhammer

Pschyrembel. Bettlägerigkeit. (https://pschyrembel.de/Bettlägerigkeit/T0010, Zugriff am: 06.03.20)

Ruhe HG (2008) Methoden der Biografiearbeit: Lebensspuren entdecken und verstehen. (Edition Sozial). Weinheim und München: Juventa

Schindler U (Hrsg.) (2003) Die Pflege dementiell Erkrankter neu erleben. Mäeutik im Praxisalltag. Hannover: Vincentz

Schmitt/Neysters (1996) Jeder Tag voll Leben, Kösel Verlag Gmbh & Co., München

Staack, S (2009) Milieutherapie: Ein Konzept zur Betreuung demenziell Erkrankter. Hannover: Vincentz

van der Kooij C & Sowinski C (2017) Das mäeutische Pflege- und Betreuungsmodell. Darstellung und Dokumentation. Göttingen: Hogrefe

Stichwortverzeichnis

2

24-Stunden-ROT 16, 35

A

ABEDL® 38
Affektivität 15
Affektstörungen 15
Antrieb 14
Apathie 14

B

Basale Stimulation 31
Bettlägerigkeit 19
Bewusstseinsstörungen 13
Biografie 29
Biografiearbeit
– aktivitätsorientiert 30
– gesprächsorientiert 30

C

Coping-Strategien 27

D

Denken 17
Denkstörungen 17

H

Halluzination 18
Häuslichkeit 37

I

Illusion 18

M

Mäeutik 25–26
Milieutherapie 36
motorische Unruhe 14

O

Orientierung 35–36

P

Personsein 23–24
person-zentrierte Ansatz 24
Person-zentrierter Ansatz 16, 23
Psychobiografisches Pflegemodell 26

R

Rückschauarbeit 33
Rückschauarbeit nach Pigorsch 16

S

Selbsterhaltungstherapie 27
Snoezelen 34
Strukturmodell 40–41

T

Themenfelder 40

V

Validation 30
Vigilanzstörungen 14

W

Wahrnehmung 17
Wahrnehmungsstörungen 18